内分泌代谢疑难病例解析

主 编 匡洪宇 张慧娟 姜 崴

科学出版社

北 京

内 容 简 介

本书精选哈尔滨医科大学附属第一医院内分泌代谢科诊治的28例疑难病例。以递进的编写方式，介绍病例的主诉、病史、临床表现、体格检查、实验室及影像学检查、治疗方法及治疗效果，重点是对诊断思路进行逐层、深度剖析，并结合内分泌代谢领域的前沿进展，引导读者逐步建立良好的临床思维，帮助读者对内分泌代谢疾病有更加深入的认识，为代谢性疾病的诊治提供更多的借鉴与参考。

本书可供内分泌科专业人员、内科医师及医学生参考。

图书在版编目（CIP）数据

内分泌代谢疑难病例解析 / 匡洪宇，张慧娟，姜崴主编 . —北京：科学出版社，2024.3
ISBN 978-7-03-076777-6

Ⅰ . ①内… Ⅱ . ①匡… ②张… ③姜… Ⅲ . ①内分泌病－病案 ②代谢病－病案 Ⅳ . ① R58

中国国家版本馆 CIP 数据核字（2023）第 202729 号

责任编辑：于 哲 / 责任校对：张 娟
责任印制：师艳茹 / 封面设计：龙 岩

科 学 出 版 社 出版
北京东黄城根北街 16 号
邮政编码：100717
http://www.sciencep.com

三河市春园印刷有限公司印刷
科学出版社发行 各地新华书店经销
*

2024 年 3 月第 一 版 开本：787×1092 1/16
2024 年 3 月第一次印刷 印张：13 3/4 插页：4
字数：272 000
定价：128.00 元
（如有印装质量问题，我社负责调换）

《内分泌代谢疑难病例解析》编委会

前　言

内分泌与代谢病学是一门系统而复杂的学科，涉及人体众多组织与器官，病种繁多且病因复杂。内分泌与代谢病包含多种疑难及罕见疾病，我国第一批罕见病目录中35%的疾病与内分泌代谢系统相关。随着医学科学的发展，内分泌疾病谱也在不断拓宽，这要求内分泌科医生要对疑难病例、复杂病例具有更加充分的认识，积累更多临床诊疗经验。

哈尔滨医科大学附属第一医院内分泌代谢科作为我国东北地区重要的内分泌代谢病临床和科研基地，多年来致力于提高内分泌代谢疑难杂症的诊断及治疗水平，在不断积累临床经验的基础上积极探索、努力钻研，取得点滴成绩。本书精选2023年内分泌代谢科诊治的具有代表意义的28例疑难病例，梳理诊断思路、剖析治疗策略，与广大内分泌同道共同学习、提高，促进学科高质量发展，帮助内分泌医生开拓知识视野、培养临床思维、积累宝贵经验。

本书由哈尔滨医科大学附属第一医院内分泌代谢科临床一线医生编写，如实反映当时艰难的诊治过程。临床医生编写过程中查阅大量文献，结合国内外最新进展，梳理病因，层层递进分析问题、解决问题，逐步明确诊断，形成完善的治疗方案，最后总结经验。本书引导读者在阅读的过程中同步思考、同步探索，通过这些生动的临床案例，逐步建立起全面、科学、辩证的临床诊疗思维。全书涵盖多种内分泌代谢疑难复杂疾病，内容丰富、全面，对内分泌专业人员、内科医师及医学生有重要参考价值。

由于编者学识有限、时间仓促，书中难免有错误之处，恳请各位专家和读者批评指正，在此表示由衷感谢！

匡洪宇

2024年1月

目　　录

病例1
反复血糖升高、低钾、低镁1年

患者，男性，20岁，于2022年10月7日入院。

一、主诉

口渴、多饮、多尿、乏力1年。

二、病史询问

（一）初步诊断思路及问诊目的

患者为青年男性，虽然糖尿病诊断明确，但有发病年龄早、糖尿病相关抗体阴性、无酮症倾向、胰岛功能尚可、无明显肥胖等特点，不除外单基因糖尿病的可能。此外，复查过程中发现患者反复低钾血症、低镁血症。低钾的常见原因包括摄入不足、丢失过多和分布异常。患者糖尿病酮症酸中毒早已纠正，进食正常，除外摄入不足的原因。患者无周期性发作软瘫，无心悸、多汗等交感神经兴奋症状，除外分布异常导致的低钾。因此，考虑丢失过多导致低钾血症，其常见原因又分为胃肠道丢失和肾性丢失，患者无恶心、呕吐、腹泻等消化不良症状，肾性丢失可能性大，且患者同时合并低镁血症，更加支持肾性丢失，故问诊围绕肾素-血管紧张素-醛固酮系统（renin-angiotensin-aldosterone system，RAAS）异常展开。

（二）问诊主要内容及目的

（1）起病是迅速还是缓慢，体重变化如何，是否有糖尿病酮症酸中毒的临床表现。

一般来说，1型糖尿病发病较急，症状明显甚至伴有酮症酸中毒等。2型糖尿病以胰岛素抵抗为主，患者往往表现为超重或肥胖，疾病进展缓慢，即使有典型的

"三多一少"症状，也不发生酮症酸中毒。

（2）口服降糖药物治疗效果如何。

降糖药物的应用及效果有助于评估胰岛功能，判断糖尿病类型。一般来说，若口服药物可有效控制血糖，则提示胰岛功能尚可，1型糖尿病的可能性不大。成人隐匿性自身免疫糖尿病早期临床表现与2型糖尿病相似，患者多以胰岛β细胞出现缓慢的自身免疫损害为特征，但是胰岛β细胞分泌胰岛素功能的衰退迅速。在患者确诊为糖尿病后的数月至数年，一般情况下可以不使用胰岛素治疗，但是随着病程进展及胰岛β细胞的破坏，患者需要使用以胰岛素为主的治疗方案。

（3）有无糖尿病等家族性遗传疾病，出生及生长发育有无异常。

遗传因素在糖尿病的发病中起着重要作用，尤其是存在家族3代以上高血糖或糖尿病病史时要考虑单基因糖尿病。可合并胰腺外病变，如合并母系遗传糖尿病伴早发感音神经性耳聋，青少年的成人起病型糖尿病（MODY）合并多囊肾、肾发育不良、生殖系统畸形、尿路畸形等。新生儿期是否有高胰岛素性低血糖症。可出现与肥胖程度不符的显著的黑棘皮病表现，并伴有高三酰甘油等脂质代谢异常表现。可出现不寻常的脂肪分布，如中央脂肪堆积、四肢脂肪缺乏或肌肉发达。

（4）有无乏力及乏力持续时间，乏力有无周期性。

患者乏力考虑与低钾血症相关。酮症酸中毒或进食差导致的低钾血症随着疾病纠正会明显缓解，若乏力持续无缓解，反复检测离子均提示低钾血症，则怀疑为长期低钾血症。若乏力为间断周期性发作，则需要排除低钾性周期性麻痹。若伴有交感神经兴奋症状，则需要排除甲状腺功能亢进症导致的低钾性周期性麻痹。

（5）乏力严重程度如何，是否伴有肢体活动障碍或胸闷症状。

了解乏力程度，是否严重到软瘫；了解持续时间，是否严重到影响呼吸、吞咽等功能。无突然严重的急性发作提示为长期慢性低钾血症。

（6）既往有何种疾病。

是否合并高血压或肾脏疾病有助于临床诊断。吉泰尔曼综合征（Gitelman syndrome，Gitelman综合征）的临床症状多为非特异性的，常与电解质紊乱及RAAS的激活相关。例如，肢体乏力、疲劳、口渴、多饮、血压正常或偏低、心悸、QT间期延长、室性心律失常、便秘、呕吐、多尿、夜尿、蛋白尿等。虽然巴特综合征（Bartter syndrome，Bartter综合征）和Gitelman综合征都与低血钾性碱中毒有关，但是，在低镁血症方面却有所不同。Gitelman综合征的患者往往伴有低镁血症，而80%的Bartter综合征患者的血镁水平正常。此外，二者的钙排泄率也有差异，Gitelman综合征患者尿钙水平低于正常人群，而Bartter综合征患者的尿钙水平正常或略高于正常人群。并且，二者的基因突变位点不同。

（7）是否长期应用某种药物或保健品，从事何种职业，是否接触过毒物或重金属。

甘草、利尿剂等药物能够造成肾脏排钾过多，导致低钾血症。而棉籽油、钡剂、重金属可能损伤肾小管，减少钾离子的重吸收，从而造成低钾血症。

（三）问诊结果及思维提示

患者为年轻男性，于1年前无明显诱因出现口渴、多饮、多尿、乏力症状，口服二甲双胍和格列美脲降糖效果不佳，改为胰岛素降糖治疗，入院前应用门冬胰岛素50早22U、晚22U餐前5分钟皮下注射，未严格控制饮食，空腹血糖波动于7.0～9.0mmol/L，疏于监测餐后血糖，无低血糖发生。病程中患者无四肢麻木，无发作软瘫，无尿频、多尿，无手抖、心慌等症状，睡眠良好，大便正常，体重无明显变化。既往史：无高血压、心脏、神经、精神等疾病。家族史：无糖尿病、高血压等遗传性疾病。个人史：否认吸烟、饮酒。足月顺产，自幼生长发育及智力与同龄人相仿。

思维提示

发病年龄早，糖尿病相关抗体阴性，无酮症倾向，初步排除了1型糖尿病、2型糖尿病和成人隐匿性自身免疫糖尿病，再结合既往无肥胖，体重指数（body mass index，BMI）正常低值，胰岛功能缺陷伴胰岛素抵抗，考虑MODY，虽然无糖尿病家族史，但也不能除外单基因糖尿病的可能。患者乏力持续无缓解，提示为长期离子紊乱，接下来重点寻找低钾、低镁的原因，首先要关注血、尿离子的监测情况，完善RAAS检测、肾上腺CT、肾动脉彩超等检查。

三、体格检查

（一）重点检查内容及目的

在对患者进行系统、全面的检查时，注重血压、脉搏，关注是否有突眼、甲状腺肿大，神经、精神系统发育异常。关注身高及第二性征发育，有无龋齿、骨关节异常、胸痛等变化，除外肾小管酸中毒。

（二）体格检查结果及思维提示

T（体温）：36.2℃，P（脉搏）80次/分，R（呼吸）18次/分，BP（血压）

105/74mmHg①。一般状态可，神清语利，发育正常，营养中等，体形偏瘦，听力正常，眼球无突出，甲状腺未触及肿大，查体未见阳性体征。身高172cm，体重56.8kg，BMI 19.2kg/m²。

思维提示

> 体格检查结果无明显异常。进一步实验室和影像学检查主要目的是探究低钾血症原因及全面评估胰岛功能，为治疗方案选择提供依据。

四、实验室和影像学检查

（一）初步检查内容及目的

辅助检查结果如下。尿常规：GLU（尿糖）（-），KET（酮体）（-），PRO（蛋白）（±）。尿微量蛋白：正常。生化系列：葡萄糖7.73mmol/L，胆固醇4.15mmol/L，TG（三酰甘油）1.30mmol/L，LDL-C（低密度脂蛋白胆固醇）2.36mmol/L，ALT（丙氨酸转氨酶）54.4U/L，AST（天冬氨酸转氨酶）27.6U/L，γ-GGT（γ-谷氨酰转移酶）177.3U/L，TBIL（总胆红素）29μmol/L，DBIL（直接胆红素）9.8μmol/L，IBIL（间接胆红素）19.2μmol/L，AKP（碱性磷酸酶）69.6U/L，BUN（尿素氮）4.57mmol/L，Cr（肌酐）56.6μmol/L，Ca^{2+} 2.48mmol/L，K^+ 3.02mmol/L，Mg^{2+} 0.43mmol/L，Cl^- 92.8mmol/L，CO_2CP 28.21mmol/L。甲状腺功能和甲状腺抗体正常。糖尿病相关抗体：IAA（抗胰岛素抗体）6.403U/ml，GADA（谷氨酸脱羧酶抗体）9.557U/ml，ICA（抗胰岛细胞抗体）6.707U/ml；血清C肽0.691ng/ml（0.929～3.73ng/ml）。乙肝、丙肝、自身免疫性肝病抗体，抗核抗体阴性。葡萄糖胰岛素释放试验见表1-1。血、尿离子监测及肾素-血管紧张素-醛固酮系统检测见表1-2及表1-3。肝胆脾彩超未见明显异常。泌尿系彩超左肾中部可见大小约1.4cm×1.1cm囊性无回声团，右肾中部可见大小2.9cm×2.6cm囊性无回声团，左肾盂分离，范围4.7cm×1.1cm，双肾弥漫性病变，双肾囊肿。心脏彩超各心房、心室内径在正常范围内，二、三尖瓣少量反流，左心功能未见明显异常。标测心电图ST-T改变。眼底检查：双眼底小瞳下可见出血点。肾上腺CT未见明显异常，肾动脉彩超未见明显异常，氢氯噻嗪、呋塞米试验不敏感，氢氯噻嗪反应更不敏感。

---

① 1mmHg＝0.133kPa。

表1-1 葡萄糖胰岛素释放试验

	空腹	30分钟	60分钟	120分钟	180分钟
血糖（mmol/L）	7.5	13.3	17.8	14	12.3
血清胰岛素（μU/ml）	9.18	11.9	17.8	19.5	16.1
血清C肽（ng/ml）	0.33	0.96	1.65	2.05	2.23

表1-2 血、尿离子监测　　　　　　　　　　　　　（单位：mmol/L）

日期	血离子					24小时尿离子				
	Ca^{2+}	Mg^{2+}	K^+	Na^+	Cl^-	Ca^{2+}	P^{3+}	K^+	Na^+	Cl^-
7-30	2.52	0.39	2.99	141.9	92.6					
7-31	2.42	0.36	3.05	138.4	95.5	0.94 ↓	18.55	21.3	222.1	161.5
8-1	2.27	0.32	3.30	138.6	95.7	1.38 ↓	13.87	26.4 ↑	247	217
8-5	2.41	0.34	3.60	141.3	94.1					
10-7	2.48	0.43	3.02	136.6	92.8	1.50 ↓	21.59	27.7 ↑	237.3	205.8
10-8	2.37	0.34	3.12	139.4	94.6					
10-9	2.32	0.35	3.44	141.6	97.5					
10-11	1.90 ↓	0.38	3.65	141.3	98.5					

表1-3 RAAS检测

K^+	cort（μg/dl）	ALD（pg/ml）	ACTH（pg/ml）	renin（pg/ml）	Ang Ⅱ（pg/ml）
3.02	15.63	122.02	70.13	268.13 ↑	82.47
3.65	19.55	175.8 ↑	78.76	113.64 ↑	104.22

注：cort.皮质醇；ALD.醛固酮；ACTH.促肾上腺皮质激素；renin.血管紧张肽原酶；Ang Ⅱ.血管紧张素Ⅱ

（二）检查结果

根据患者目前两大特点，究其病因，引发我们第一个思考，诊断时一以贯之——一元论或二元论？是单基因糖尿病合并低钾、低镁血症？还是继发肾性失镁失钾合并糖代谢异常？还是Gitelman综合征低钾、低镁导致的糖代谢异常？此外，患者尿钾无明显大量丢失，RAAS无明显激活。因此，我们把重点放在低镁血症的鉴别诊断，查阅了相关文献。目前报道的常见原因包括高尿钙低镁血症、Gitelman样低镁血症、线粒体低镁血症、其他低镁血症（图1-1）。鉴于患者同时有糖尿病、Gitelman样低镁血症、双肾囊肿的特点，我们考虑MODY5可能性大，因此建议患者完善基因检测。通过高通量测序方法发现受检者在chr17q12区域发生约1.3Mb片段缺失，其中包含ZNHIT3、MYO19、PIGW、LHX1、HNF1β等多个功能基因，该区域缺失与17q12微缺失综合征相关。

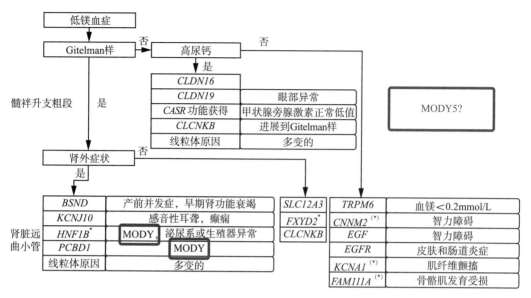

图 1-1 低镁血症诊断流程

五、治疗方案及理由

（一）治疗方案

门冬胰岛素 50 早 25U、晚 22U 餐前 5 分钟皮下注射，二甲双胍早 0.5g、午 0.5g、晚 0.5g 每日 3 次饭后口服，达格列净 10mg 每日 1 次口服；门冬氨酸钾 316mg/次，门冬氨酸镁 280mg/次，每日 3 次口服。

（二）理由

降糖药物的选择：从患者临床表型考虑并参考与 MODY5 相同的文献，给予二甲双胍、胰高血糖素样肽-1 受体激动剂（GLP-1RA）、磺脲类药物，喜出望外的是新近观察发现，钠-葡萄糖共转运蛋白-2 抑制剂（SGLT-2i）在降低血糖的同时还能让患者变得更"镁"。糖尿病是 17q12 微缺失综合征的常见特征，影响 63% 的患者，常于 40 岁前诊断，符合 MODY5 的特点。80% 的 MODY5 存在残余胰岛素分泌功能，约 50% 的 MODY5 患者早期可用口服降糖药治疗，但 10 年内有 79% 的患者会出现胰岛素依赖，必须补充胰岛素。然而，与基因内 HNF1β 突变的患者相比，17q12 微缺失综合征患者的 BMI 较低，被诊断为糖尿病后更常需要胰岛素，本例患者情况相符。

纠正离子紊乱：口服有机盐形式镁补充剂可能比口服无机盐形式镁补充剂生物利用度更高，建议选用冬氨酸盐、柠檬酸盐、葡萄糖酸盐等。急性强直发作时，静脉输注 20% $MgCl_2$（0.1mmol/kg），每 6 小时一次。

六、治疗效果

治疗后患者口渴、多饮、乏力症状明显缓解。治疗 3 个月后复查，糖化血红蛋白 7.1%，血 K^+ 3.71mmol/L，血 Mg^{2+} 0.67mmol/L。

七、对本病例的思考

17q12 微缺失综合征以肾脏、胰腺发育及功能障碍、早发糖尿病和神经症状为主要表现。该患者彩超检查提示左肾中部可见大小约 1.4cm×1.1cm 囊性无回声团，右肾中部可见大小 2.9cm×2.6cm 囊性无回声团，左肾盂分离，范围 4.7cm×1.1cm，双肾弥漫性病变，双肾囊肿。这与文献报道的 85%～90% 肾脏结构或功能异常相符，与肝细胞核因子 1β（hepatocyte nuclear factor1β，HNF1β）参与调控多种肾脏基因密切相关。此外，HNF1β 还可导致肾小管间质疾病，患者常伴有低镁、低钾血症，低镁血症是肾脏疾病最初和主要的临床表现。

HNF1β 调节胰岛细胞生成和维持血糖稳态，HNF1β 缺失可导致 40%～60% 的患者出现胰腺结构或功能异常，MODY5 是常见表型为 17q12 微缺失综合征的重要组成部分。单纯 MODY5 患者虽然 HNF1β 基因内或全基因突变，胰岛功能受损，但 80% 的患者存在残存胰岛素分泌，早期可以应用口服降糖药物有效控制血糖，约 79% 的患者在 10 年的随访中依赖胰岛素治疗。但 17q12 缺失综合征患者的 BMI 较基因内 HNF1β 突变患者更低，在诊断为糖尿病时更需要胰岛素治疗。本例患者 BMI 19.2kg/m², 口服降糖药物控制效果不佳，需要依赖胰岛素。

该患者既往无病毒性肝炎，无自身免疫性肝病和脂肪肝，但生化系列提示 ALT 54.4U/L，AST 27.6U/L，γ-GGT 177.3U/L，TBIL 29μmol/L，DBIL 9.8μmol/L，IBIL 19.2μmol/L，AKP 69.6U/L。肝脏功能或结构异常与以往文献报道相符，17q12 微缺失综合征患者肝脏病变发生率 65%，特异性 HNF1β 缺失导致肝内胆管畸形和黄疸，活检通常为肝内胆管狭窄、脂肪变性和门静脉周围纤维化等多种表现。

17q12 微缺失综合征患者发育迟缓和神经精神障碍发生率分别为 58% 和 27%。该患者无明显精神神经系统发育异常，用单一的 HNF1β 突变很难解释，可能受邻近基因突变影响导致功能障碍。LHX1 在神经细胞分化中发挥作用并已经证明与癫痫、孤独症和智力低下有关；ACACA 表达减少与神经退行性疾病和自闭症相关。

17q12 染色体微缺失为全世界范围罕见的遗传病，国内从 2016 年至今相关文献有 17 篇，多为产前诊断，儿童发病 4 例，成人 3 例。我国已有患者多因肾脏病变或精神神经系统异常在产前及婴幼儿期诊断的报道。这与基因检测尚未普及密切相关，对于该患者，了解其基因病的特点更有助于了解遗传风险和产前检查内容。

17q12染色体微缺失患者中先证者新发病概率高达75%，遗传占25%，因此该患者没有家族史。但是，该病的遗传风险为50%，该患者虽然有17q12染色体，但其表型并不严重，而典型患者还可能出现精神神经系统疾病，可表现为智力障碍、自闭症或精神分裂症。因此，对其下一代生育建议进行积极的产前咨询和检查。

总之，临床上多种表型合并发生时，切忌简单对症，应探幽发微积极寻找病因。基因检测不仅有助于精准诊断，更有利于治疗选择和预后判断。

（哈尔滨医科大学附属第一医院内分泌科　曹明明　姜　崴）

参考文献

Bellanné-Chantelot C，Clauin S，Chauveau D，et al，2005. Large genomic rearrangements in the hepatocyte nuclear factor-1beta（TCF2）gene are the most frequent cause of maturity-onset diabetes of the young type 5. Diabetes，54（11）：3126-3132.

Bernardini L，Gimelli S，Gervasini C，et al，2009. Recurrent microdeletion at 17q12 as a cause of Mayer-Rokitansky-Kuster-Hauser（MRKH）syndrome：two case reports. Orphanet J Rare Dis，4：25.

Decramer S，Parant O，Beaufils S，et al，2007. Anomalies of the TCF2 gene are the main cause of fetal bilateral hyperechogenic kidneys. J Am Soc Nephrol，18（3）：923-933.

Dixit A，Patel C，Harrison R，et al，2012. 17q12 microdeletion syndrome：three patients illustrating the phenotypic spectrum. Am J Med Genet A，158A（9）：2317-2321.

Edghill EL，Bingham C，Ellard S，et al，2006. Mutations in hepatocyte nuclear factor-1beta and their related phenotypes. J Med Genet，43（1）：84-90.

Goumy C，Laffargue F，Eymard-Pierre E，et al，2015. Congenital diaphragmatic hernia may be associated with 17q12 microdeletion syndrome. Am J Med Genet A，167（1）：250-253.

Loirat C，Bellanné-Chantelot C，Husson I，et al，2010. Autism in three patients with cystic or hyperechogenic kidneys and chromosome 17q12 deletion. Nephrol Dial Transplant，25（10）：3430-3433.

Mefford HC，Clauin S，Sharp AJ，et al，2007. Recurrent reciprocal genomic rearrangements of 17q12 are associated with renal disease，diabetes，and epilepsy. Am J Hum Genet，81（5）：1057-1069.

Moreno-De-Luca D，Mulle JG，Kaminsky EB，et al，2010. Deletion 17q12 is a recurrent copy number variant that confers high risk of autism and schizophrenia. Am J Hum Genet，87（5）：618-630.

Ulinski T，Lescure S，Beaufils S，et al，2006. Renal phenotypes related to hepatocyte nuclear factor-1β（TCF2）mutations in a pediatric cohort. J Am Soc Nephrol，17（2）：497-503.

病例2
腰椎椎管术后3个月，渐进性全身麻木、面部抽动加重5天

患者，女性，71岁，于2020年9月10日入院。

一、主诉

腰椎椎管术后3个月，渐进性全身麻木、面部抽动加重5天。

二、病史询问

（一）诊断思路及问诊目的

患者为老年女性，腰椎椎管术后3个月，全身麻木、面部抽动加重5天。首先，明确术后患者是否有类似情况发生及术后有无特殊治疗，考虑是否是手术本身带来的并发症。其次，询问患者出现麻木、面部抽动之前有无特殊诱因，以及出现时的伴随症状。再次，询问患者既往疾病史，以及服用特殊药物史。因此，问诊主要围绕患者术后的特殊情况，发病时的主要症状及病情进展特点、伴随症状等问题展开，并兼顾患者家族史。

（二）问诊主要内容及目的

（1）腰椎椎管术后3个月，明确手术部位是否有感染、愈合不良等术后并发症情况。

（2）全身麻木、面部抽动之前有无特殊诱因，有无感染史、外伤史、中毒史（接触一些特殊物质，如阿托品、重金属等），有无特殊药物接触史。

（3）全身麻木、面部抽动是否伴随血压变化，是否伴随意识障碍，是否伴发热，是否伴剧烈头痛，是否伴瞳孔过大，是否伴脑膜刺激征。

（4）询问既往疾病史，有无心血管疾病（高血压脑病），代谢障碍疾病（低钙血症、低钠血症、低钾血症等），风湿病（系统性红斑狼疮、脑血管炎），肿瘤及血管疾病。

（三）问诊结果及思维提示

患者，女性，71岁，因"腰椎椎管术后3个月，全身麻木、面部抽动加重5天"于2020年9月10日入院。患者3个月前因双下肢麻木伴疼痛6个月，诊断为"腰椎椎管狭窄"后手术治疗，术后双下肢疼痛缓解但仍伴有麻木。术后电解质：钾3.15mmol/L，给予补钾治疗（枸橼酸钾4g每日3次口服）。复查电解质：钠125.00mmol/L，钾4.49mmol/L，给予补钠补钾治疗（静脉滴注氯化钠、口服枸橼酸钾），出院后自行停药。2个月前无明显诱因出现头晕伴表情淡漠、精神萎靡、记忆力减退、双下肢无力，于当地医院就诊。查电解质：钠128.61mmol/L，钾3.01mmol/L，诊断为"低钠血症、低钾血症"，给予对症治疗（静脉滴注氯化钠、氯化钾），症状好转后出院。出院后持续口服钠盐，枸橼酸钾。1个月前上述症状再次出现，麻木部位由双下肢上升至胸部，出现间断面部及左手抽搐、嘴部不自主咀嚼动作，5天前上述症状加重，麻木部位蔓延至全身，无法正常站立、行走，反应力下降，定向力障碍，尿失禁，于当地医院就诊，电解质示钠127.10mmol/L，钾3.27mmol/L，为求进一步诊治来笔者所在医院，急诊以"低钠血症"收入内分泌科。既往高血压病史20年，口服替米沙坦、贝那普利降压治疗，腰椎椎管手术后血压恢复正常，近3个月未使用降压药物治疗；小脑萎缩、多发性腔隙性脑梗死病史3年，平时服用阿司匹林、阿托伐他汀治疗；有胸、腰椎椎管狭窄病史，脑动脉硬化伴局限性狭窄、双下肢动脉硬化病史，无吸烟、饮酒史。

> **思维提示**
>
> 通过问诊可明确，患者3个月前腰椎椎管术后出现低钾低钠血症。采取对症治疗，但是病情随着时间的推移越来越严重，直至5天前麻木症状已经弥漫到全身，且患者为顽固性低钾低钠血症，通过单纯的对症治疗，离子紊乱无法得到改善，所以可以以低钾低钠血症的病因探寻为突破点，寻找发病原因，需要进一步完善相关的检查及检验。

三、体格检查

（一）重点检查内容及目的

应注意患者血压是否正常，四肢肌力变化，有无意识障碍，有无眼球活动异常，有无脑膜刺激征，有无其他代谢紊乱症状。

（二）体格检查结果及思维提示

一般状态差，体温36.0℃，血压129/101mmHg，脉搏102次/分，呼吸20次/分。神清，精神萎靡，定时定向障碍，计算力及记忆力无法检查，言语缓慢，眼球运动自如，无眼震，无面、舌瘫。表浅淋巴结未触及肿大。心、肺、腹无明显临床表现。双上肢肌力5级，右下肢肌力4级，左下肢肌力3级，双上肢腱反射略活跃，双下肢腱反射消失，四肢肌张力尚可，嘴部可见不自主咀嚼动作，病理征阴性，脑膜刺激征阴性；检查时患者多次意识模糊，无法配合感觉共济运动检查。双下肢无水肿。双下肢足背动脉搏动减弱。

思维提示

患者血压正常，有意识障碍，眼球活动正常，双上肢腱反射略活跃，双下肢腱反射消失，四肢肌张力尚可，嘴部可见不自主咀嚼动作，脑膜刺激征阴性。本例患者神经系统查体异常，中枢神经系统及周围神经系统均有损伤。

四、实验室和影像学检查

（一）初步检查内容及目的

（1）血、尿、便常规：评价病情。

（2）生化系列：评价病情。

（3）醛固酮、甲状旁腺激素、甲状腺功能、类风湿因子：明确病因。

（4）梅毒螺旋体抗体及人类免疫缺陷病毒（HIV）抗原/抗体、抗中性粒细胞胞质抗体：明确病因。

（5）维生素B_{12}、叶酸：明确病因。

（6）肿瘤系列：明确病因。

（7）腹部CT、肺部CT、头部MRI、头部MRA、颈部胸部MRI：明确病情。

（8）神经电图、神经肌电图、神经传递速度、脑电图：评价病情。

（二）检查结果及思维提示

（1）血、尿、便常规：正常。

（2）生化系列：血浆渗透压259.08mOsm/L（正常值参考范围：260～283mOsm/L）。电解质：钠133.20mmol/L（正常值参考范围：136～145mmol/L）、钾3.92mmol/L（正常值参考范围：3.5～5.2mmol/L）、氯96.10mmol/L（正常值参考范围：96～

108mmol/L）（图2-1，图2-2）。

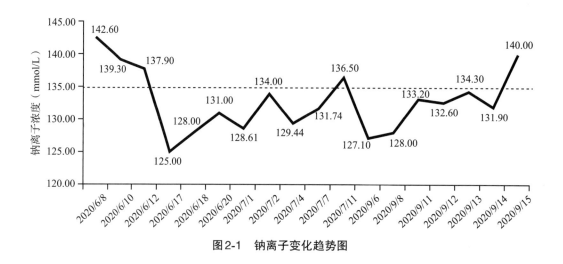

图2-1　钠离子变化趋势图

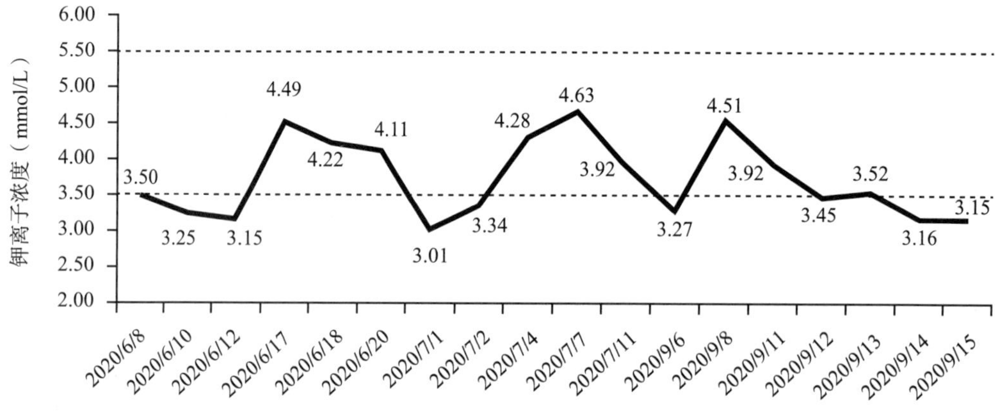

图2-2　钾离子变化趋势图

（3）抗核抗体定性：弱阳性（±），促肾上腺皮质激素（ACTH）6.1400pg/ml（正常值参考范围：0～46pg/ml），皮质醇（早8：00）942.90nmol/L（正常值参考范围：171～536nmol/L），小剂量地塞米松抑制试验阴性，甲状旁腺激素、甲状腺功能均正常。

（4）梅毒螺旋体抗体及HIV抗原/抗体、抗中性粒细胞胞质抗体：均未见异常。

（5）维生素B$_{12}$、叶酸：均未见异常

（6）肿瘤系列：癌胚抗原（CEA）4.61ng/ml（正常值参考范围：0～3.4ng/ml）。消化道癌系列：糖类抗原19-9（CA19-9）425.70U/ml（正常值参考范围：0～37U/ml）。

（7）头部MRI、头部MRA：双侧岛叶、海马异常信号，多发性腔隙性脑梗死

（包括脑干），脑白质疏松，轻度脑萎缩。双侧大脑中动脉、左侧大脑后动脉硬化改变，局部狭窄。

（8）颈部、胸部MRI：C_3、C_4、C_5、C_6、C_7椎体退行性改变，$C_3 \sim C_4$、$C_4 \sim C_5$、$C_5 \sim C_6$、$C_6 \sim C_7$椎间盘变性、突出。胸椎MRI：L_3、L_4、L_5椎体术后改变，T_{11}椎体退变，$T_{11} \sim T_{12}$椎间盘变性、突出，伴同水平椎管；可疑$T_{11} \sim T_{12}$椎间盘水平脊髓异常信号，不除外缺血。

（9）腹部CT、肺部CT：未见明显异常。

（10）神经电图：下肢F波潜伏期正常，F波波幅降低。上肢F波正常。双下肢H反射正常。

（11）肌电图：双胫前肌呈神经源性损害。神经传导速度测定：双下肢神经运动传导潜伏期延长，波幅降低，速度减慢。上肢运动神经传导速度减慢，潜伏期及波幅正常。上下肢神经感觉传导速度减慢，波幅降低。

（12）脑电图

1）发作间期：①广泛中－重度异常脑电图（EEG）；②双额颞慢波明显，双颞非同步尖波、尖慢波、尖样慢波。

2）发作期：记录到2次颞起源的局灶性发作。

思维提示

对于反复低钠、低钾伴有神经系统功能异常的患者，需要全面考虑，筛查病因如肿瘤、梅毒、HIV感染、风湿病、内分泌系统疾病。对本病例高度考虑肿瘤。

（三）进一步检查安排及结果

1.检查安排　进一步完善全身PET-CT（图2-3），血清副肿瘤综合征抗体。

2.检查结果　左肺上叶结节伴有糖代谢增高，考虑病变具有恶性倾向，原发病变可能性大。纵隔淋巴结糖代谢增高，不除外转移性淋巴结；腹腔及盆腔多枚淋巴结，伴有轻度糖代谢摄取。

血清副肿瘤综合征抗体：抗Hu抗体阳性，其余抗体阴性。因患者目前一般状态差，家属拒绝行腰椎穿刺抽取脑脊液，拒绝通过纵隔镜获取左肺上叶结节的病理。进一步完善肺癌相关基因筛查，以便于进行精准治疗，但未发现相关突变位点。

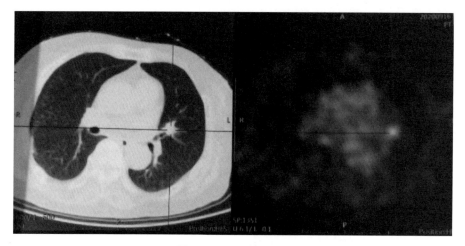

图 2-3　PET-CT 结果

五、治疗方案及理由

（一）治疗方案

患者拒绝化疗。口服钠盐，枸橼酸钾，对症改善症状。

（二）理由

补充钠离子和钾离子，改善症状，营养支持治疗。

六、治疗效果

3 个月后患者离世。

七、对本病例的思考

对于反复低钠低钾伴有神经系统功能异常的患者，需要全面考虑，筛查病因如肿瘤、梅毒、HIV 感染、风湿病、内分泌系统疾病。对高度考虑肿瘤，且不能明确病灶者，可进行 PET-CT 扫描。对明确肺癌诊断的患者，需要进行肺癌诊疗相关基因检查，以助于发现靶向药物，精准治疗。

本病例中，患者为老年女性，无吸烟史，入院主要表现为全身麻木、乏力，精神萎靡、反应力下降、定向力障碍，嘴部不自主咀嚼动作伴左手不自主运动，双下肢无力。患者住院期间 MRI 检查示双侧岛叶、海马异常信号，排除了颅内原发肿瘤及转移瘤，肌电图明确了周围神经病变，脑电图提示双颞部非同步尖波、尖慢波、尖样慢波及颞起源的局灶性癫痫发作，血常规排除了感染，自身免疫脑炎抗体阴性，血清副肿瘤综合征抗Hu抗体阳性，PET-CT提示左侧肺癌可能性大，纵隔淋巴结转移，但由于患者一般状态差，未能进行左肺上叶疑似恶变结节纵隔镜获取病理及淋巴结穿刺病理学检查等以明确小细胞肺癌诊断。结合病史、查体及辅助检查，临床考虑为副肿瘤综合征引起的边缘叶脑炎及周围神经病变。

抗Hu抗体是目前报道最多的一种副肿瘤细胞自身抗体，除了能影响颞缘外，还可对中枢神经系统的各部位形成相应作用。抗Hu综合征是一组与抗Hu抗体相关的副肿瘤神经系统疾病，包括小脑共济失调、脑干脑炎、脊髓炎及感觉神经病等。有研究报道了73例抗Hu抗体阳性的神经系统副肿瘤综合征患者，其临床类型包括感觉神经病（55%）、小脑变性（22%）、边缘性脑炎（15%）和脑干脑炎（16%）；85%的患者发现肿瘤，其中77%为肺癌。根据既往的报道，抗Hu抗体检测对诊断神经系统副肿瘤综合征及其相关肿瘤具有较高的特异性（95%～100%）和敏感性（80%以上）。

患者除了有边缘叶脑炎外，同时伴有低渗性低钠血症，但无低血容量表现，给予口服、输液补钠治疗后效果尚不明显，因此考虑为抗利尿激素分泌失调综合征，但缺乏尿渗透压及尿钠检查，症状也不典型。另外，患者出现血钾降低的可能原因：①异常的皮质醇增多，小剂量地塞米松抑制试验阴性，皮质醇被抑制，排除皮质醇增多症，可能是疾病应激状态导致皮质醇暂时升高。皮质醇和醛固酮与盐皮质激素受体有相似的结合力，因此皮质醇除了与糖皮质激素受体结合，还能与盐皮质激素受体结合，产生醛固酮样作用，保钠排钾，进而导致低钾血症。②抗利尿激素的不适当分泌，导致肾脏重吸收水增多，水潴留，血液稀释，从而可能出现稀释性低钾。

最终诊断可能为以下疾病：①左侧肺癌（小细胞肺癌）可能性大，纵隔淋巴结转移；②边缘叶脑炎（副肿瘤性可能性大）；③继发性癫痫；④周围神经病变（副肿瘤性可能性大）；⑤低钠血症（抗利尿激素分泌失调综合征），低钾血症；⑥多发腔隙性脑梗死；⑦脑动脉硬化伴局限性狭窄；⑧颈动脉硬化；⑨胸椎椎管狭窄，腰椎椎管狭窄术后；⑩右肾囊肿。

临床首发症状为边缘叶脑炎、低钠血症的抗Hu抗体阳性的小细胞肺癌患者，目前国内较少报道。低钠血症可相对肺癌其他临床症状早出现2～3个月，或延后12～16个月，或同时出现。因此，临床上出现不明原因的低钠血症，尤其以低钠血症和低渗透压的症状为主要首发临床表现时，应考虑肺癌的可能性。若加之出现边缘叶脑炎的神经系统症状，要警惕疾病为副肿瘤综合征的可能，且有进一步增加原发病为肿瘤的可能。应常规进行肿瘤标志物筛查并选择适合的影像学检查如肺、腹部CT，胃镜等寻找肿瘤证据，基于这些检查仍有相应局限性，可应用PET-CT，其在发现肿瘤方面有一定优势。有条件可在血液和脑脊液中检测特定的抗神经元抗体，目前发现许多抗神经元抗体与副肿瘤综合征有关，且为特定肿瘤类型的早期诊断提供依据。对于未发现肿瘤者应随诊观察，以防漏诊或误诊。

（哈尔滨医科大学附属第一医院内分泌科　郝　明　卓　璐　李新宇）

参考文献

Ellison DH，Berl T，2007．The syndrome of inappropriate antidiuresis．N Engl J Med，356（20）：2064-2072．

Giometto B，Grisold W，Vitaliani R，et al，2010．Paraneoplastic neurologic syndrome in the PNS Euronet-work database：a European study from 20 centers．Arch Neurol，67（3）：330-335．

Graus F，Ariño H，Dalmau J，2014．Paraneoplastic neurological syndromes in Hodgkin and non-Hodgkin lymphomas．Blood，123（21）：3230-3238．

Kanaji N，Watanabe N，Kita N，et al，2014．Paraneoplastic syndromes associated with lung cancer．World J Clin Oncol，5（3）：197-223．

McDonald P，Lane C，Rojas GE，et al，2012．Syndrome of inappropriate anti-diuretic hormone in non-small cell lung carcinoma：a case report．Ecancermedicalscience，6：279．

Molinuevo JL，Graus F，Serrano C，et al，1998．Utility of anti-Hu antibodies in the diagnosis of paraneoplastic sensory neuropathy．Ann Neurol，44（6）：976-980．

Ronser MH，Dalkin AC，2014．Electrolyte disorders associated with cancer．Adv Chronic Kidney Dis，21（1）：7-17．

Siuevis Smitt P，Grefkens J，de Leeuw B，et al，2002．Survival and outcome in 73 anti-Hu positive patients with paraneoplastic encephalomyelitis/sensory neuronopathy．J Neurol，249（6）：745-750．

Tho ML，Ferry D R，2005．Is the paraneoplastic syndrome of inappropriate antidiuretic hormone secretion in lung cancer always attributable to the small cell variety．Postgrad Med J，81（961）：e17．

Vanhees SL，Paridaens R，Vansteenkiste JF，2000．Syndrome of inappropriate antidiuretic hormone associated with chemotherapy-induced tumour lysis in small-cell lung cancer：Case report and literature review．Anna Oncol，11（8）：1061-1065．

Yin L，Qu HD，Chen QM，2015．Proliferative response of peripheral blood mononuclear cells in anti-Hu antibody-associated patients with paraneoplastic neurological syndrome and their depressant effect on small cell lung cancer cells．Mol Med Rep，11（3）：1595-1600．

病例3
全身性骨痛5年，加重伴行走困难1年

患者，女性，27岁，于2020年12月25日入院。

一、主诉

全身性骨痛5年，加重伴行走困难1年。

二、病史询问

（一）初步诊断思路及问诊目的

患者为青年女性，以"全身骨痛、骨骼畸形进行性加重"为主诉就诊，按常见病、多发病优先的原则首先应考虑到骨代谢性疾病。能引起全身骨痛的骨代谢性疾病有骨质疏松症、骨软化症、甲状旁腺功能亢进症等。问诊重点围绕患者的骨痛、骨骼畸形、骨折情况、伴随症状、既往诊治经过、引起骨痛的全身系统性疾病进行。通过问诊进一步探寻病因并兼顾疾病鉴别诊断。青年女性，还应除外强直性脊柱炎，问诊时主要围绕患者骨痛的特点、部位，加重和缓解的因素，是否合并骨折和骨畸形，是否合并关节疼痛和晨僵等症状、体征；是否行生化检查及其特点；是否行骨密度、骨X线检查及其特点；是否有家族史；是否有影响维生素D代谢药物和肾毒性药物服用史；是否有棉酚、重金属等损伤肾小管物质接触史。需要注意询问患者的职业、日照情况、有无胃肠道疾病吸收不良和饮食特点。

（二）问诊主要内容及目的

（1）骨痛出现前有无诱因，包括居住条件，服用药物，有无接触毒物，有无外伤等。

（2）骨痛出现的时间、部位、性质、发展过程及有无骨骼畸形，有无自发性骨折，身高的变化等。

（3）询问患者的职业、日照情况、饮食情况。

（4）有无基础疾病及消化、泌尿、内分泌系统疾病等的伴随症状。

（5）就诊过程、相关检查及病情变化。

（6）有无家族性遗传疾病病史，有无佝偻病、骨软化、骨畸形家族史。

（三）问诊结果及思维提示

（1）2015年，患者开始逐渐出现腰骶部、肋骨疼痛，伴双膝、髋关节疼痛，疼痛呈持续性，站立及行走时加重，自行服用索米痛2片，每日2～3次口服，上述症状可稍缓解。

（2）2019年，患者胸廓逐渐变形，呈左侧侧弯、驼背、肋骨外翻，身高明显变矮20cm（身高由170cm变为150cm），伴胸闷、呼吸困难。服用索米痛后上述症状无明显缓解，骨痛仍持续发作，不能翻身，行走困难，外出需要拐杖或者轮椅。

（3）2020年12月16日患者出现非创伤性"双侧股骨颈骨折"。

（4）患者从2015年开始长期服用索米痛，每次2～3片，每日2～3次。

（5）否认毒物、重金属接触史，无眼干、口干，无牙齿松动。

（6）否认肉眼血尿、尿中排出结石，无慢性腹痛、腹泻症状。

（7）否认糖尿病、肝炎、结核病、胃肠道等病史。

（8）否认过期四环素、阿德福韦酯及棉籽油等服用史及棉酚、重金属等接触史。

（9）否认遗传性疾病、肿瘤家族史及类似疾病家族史。

（10）明显偏食，很少户外活动。

思维提示

患者为青年女性，主要表现为进行性加重的骨痛伴行走困难和骨骼畸形，首先考虑到骨软化症的可能，并需要与其他代谢性骨病如原发性甲状旁腺功能亢进症、继发性骨质疏松症相鉴别，并进一步鉴别风湿性疾病如强直性脊柱炎等。

骨软化症主要表现为骨痛、骨畸形。骨痛往往开始于负重部位如下肢和腰骶部，可在几个月或几年内逐渐加重并发展至脊柱、胸廓和肋骨。随着骨痛加重可出现行动受限，严重时行走困难，甚至卧床不起。骨畸形可累及椎体，出现双凹变形导致身高缩短；累及骨盆，出现双侧髋臼内陷，骨盆出现放射状三叶畸形，在女性可发生分娩困难；累及胸廓可导致鸡胸、漏斗胸畸形，甚至因骨痛不敢深呼吸。如骨软化发生在骨骺闭合前则称为佝偻病，此时骨畸形更明显。其病因包括维生素D缺乏、维生素D依赖性骨软化症、肾性骨病、低磷性骨软化症（包括X连锁低磷性骨软化症和瘤源性低血磷性骨软化症）、肾小管酸中毒、范科尼综合征和磷酸酶缺乏症。不同病因患者的血生化表现不同，通过检查血钙、血磷、碱性磷酸酶、甲状旁腺激素、维生素D水平、尿钙、尿磷、肾功能等可帮助鉴别病因。骨软化症的骨X线检查特点为骨密度弥漫性降低、骨皮质薄、骨小梁模糊呈磨玻璃样、椎体双凹变形并有假骨折线和骨畸形等特征性表现。原发性甲状旁腺功能亢进症也可表现为骨痛，伴反复骨折、肾结石、肾绞痛等。血钙升高明显者可有高血钙的表现如食欲缺乏、恶心、呕吐甚至意识障碍等。典型者的血生化表现为高血钙、低血磷、高尿钙、高尿磷的"三高一低"。骨X线典型表现为骨膜下骨吸收。鉴别不难。骨质疏松症分为原发性和继发性，其中原发性骨质疏松症主要发生在老年男性和绝经后女性。患者为青年，需要首先除外继发性骨质疏松症，继发性的原因包括甲状腺功能亢进症、皮质醇增多症、性腺功能减退等，均有其典型表现及检验特点，不难鉴别。除了代谢性骨病，骨痛、行走困难还需要考虑到风湿性疾病的可能。

三、体格检查

（一）重点检查内容及目的

体格检查时需要重点注意其骨痛和骨畸形情况，有无头颅、胸廓畸形，膝内翻、膝外翻畸形，注意活动受限的程度、身高的变化。因肿瘤源性低血磷早期往往肿瘤体积较小，需要仔细查体，注意有无结节、包块，有无关节红肿、强直等改变。注意神经系统查体，排除神经系统病变导致的活动受限。

（二）体格检查结果及思维提示

T 36.5℃，P 86次/分，R 18次/分，BP 110/68mmHg，身高150cm，体重43kg，BMI 19.1kg/m²。营养中等，神清语利，行走困难，查体欠合作。全身皮肤、黏膜无黄染和出血点，浅表淋巴结未触及肿大，头颅、五官无畸形，未见方颅，未见蓝巩膜。牙齿发育正常，无龋齿、缺齿。甲状腺无肿大，双肺呼吸音清晰，心律齐，腹部平软，肝脾未触及肿大，胸廓畸形呈左侧侧弯，驼背、肋骨外翻，双侧髋关节活动受限。胸骨及双侧肋骨压痛，胸腰椎、腰骶部压痛，脊柱纵向叩击痛阳性，腰椎、双髋关节活动受限。颈软，双上肢肌力4级，腱反射正常。患者翻身、坐起、下床时行动缓慢，表情痛苦，行走时需要拄拐杖。

思维提示

　　患者被动平卧体位，不能自主起身行走；身高缩短，胸廓畸形，周身骨压痛阳性，尤其肋骨触痛阳性，肌力减退，符合骨软化体征，肋骨触痛也是骨软化的特有体征。头颅无畸形，排除畸形性骨炎。未见蓝巩膜，排除成骨不全。进一步实验室及影像学检查明确疾病发生的原因，进行鉴别诊断，并判断病情程度，为治疗方案提供依据。

四、实验室和影像学检查

（一）初步检查内容及目的

　　（1）血尿常规及肝肾功能检查，观察尿蛋白、尿pH、尿比重、肾功能、肝功能，是否存在肾脏及肝脏病变导致维生素D及血磷代谢异常等引发骨软化。

　　（2）骨代谢疾病基本指标：检测血钙、血磷、尿钙、尿磷、碱性磷酸酶、甲状旁腺激素。

　　（3）肾小管功能异常可能引起磷排出增多，需要行尿酸化功能，血气分析，24小时尿糖、尿蛋白测定。

　　（4）女性肾小管功能异常的病因多考虑自身免疫性病变，需要行免疫相关指标及风湿结缔组织疾病检查，还需要肿瘤全项检查以排除瘤源性低磷血症。

　　（5）多部位的骨X线检查、骨密度、甲状旁腺放射性核素扫描对骨痛的病因鉴别有意义，可以排除甲状旁腺功能亢进症。

　　（6）常规的胸部X线片及腹部超声检查。

（二）检查结果及思维提示

　　（1）血离子：血钙2.2mmol/L（2.08～2.6mmol/L），血磷0.61mmol/L（↓）（0.96～1.62mmol/L），血镁0.91mmol/L（0.67～1.15mmol/L）。

　　（2）尿离子：24小时尿钙2.13mmol/L（↓）（2.5～7.5mmol/L），24小时尿磷5.36mmol/L（↓）（12～42mmol/L）。

　　（3）碱性磷酸酶：313.2U/L（↑）（40～150U/L）。

　　（4）骨代谢指标：N-MID骨钙素34.4ng/ml（11～46ng/ml），总Ⅰ型胶原氨基端延长肽119.6ng/ml（↑）（15.1～58.6ng/ml），β胶原特殊序列0.668ng/ml（↑）（<0.573ng/ml），总25-羟维生素D［25（OH）D］4.13ng/ml（↓）（≥30ng/ml），甲状旁腺激素130.4pg/ml（↑）（15～65pg/ml）。

　　（5）内分泌疾病：甲状腺功能、性腺系列、皮质醇、ACTH正常，甲状腺、甲状旁腺彩超正常，甲状旁腺发射计算机断层显像（ECT）正常，甲状旁腺激素130.4pg/ml（↑）（15～65pg/ml）。

（6）HLA-B27、红细胞沉降率、风湿系列、抗核抗体、抗中性粒细胞抗体：正常。

（7）血常规、尿常规、尿微量蛋白、肝功能和肾功能：正常。

（8）肝胆脾及泌尿系彩超：正常。

（9）尿本周蛋白、免疫固定电泳、抗肾小球基底膜抗体：正常。

（10）肿瘤系列等：正常。

（11）骨ECT：全身骨代谢活跃。

（12）双能X线骨密度：L_1 T值−4.5，L_2 T值−4.9，L_3 T值−5.8，L_4 T值−6.6，提示全身骨量明显减低。

（13）颈、胸椎磁共振：C_3～C_4间盘略突出，胸椎后突，胸廓变形。

（14）骨盆正位X线：双股骨颈骨折。

（15）全脊柱正侧位X线：胸椎弯曲，胸廓变形，各椎体密度明显降低，显示不清，胸椎、骶椎局部后突（图3-1）。

（16）颈部彩超：甲状腺及甲状旁腺正常。

（17）PET-CT＋奥曲肽显像：结合临床符合"低磷性骨软化症"表现（图3-2）。

（18）基因检测主要检测结果：未检出与受检者临床表型相关的致病/疑似致病变异/遗传模式相符的临床意义未明变异（图3-3）。

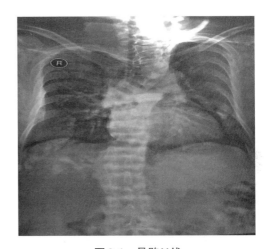

图3-1　骨骼X线

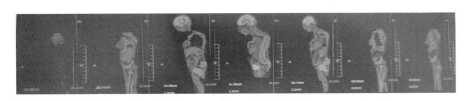

图3-2　PET-CT＋奥曲肽显像

检测信息			
检测项目	临床全外显子组检测-单人（B类）	检测编号	
检测区域	人类基因组中约 2 万个基因的外显子区+线粒体基因组		
检测策略	针对受检者主诉，对 OMIM 数据库收录的明确致病关系基因进行分析		
检测方法	芯片捕获高通量测序		
检测结论			

主要检测结果为：

未检出与受检者临床表型相关的致病/疑似致病变异/遗传模式相符的临床意义未明变异。

次要检测结果为：

在可变性骨密度 1 型/骨质疏松/骨内膜骨质增生/骨内骨增殖症/常染色体显性骨硬化症 1 型/多囊性肝病 4 型伴或不伴肾囊肿/骨质疏松症-假神经胶质瘤综合征/家族性渗出性玻璃体视网膜病变 4 型相关的 *LRP5* 基因上检出与受检者表型

图 3-3　基因检测

思维提示

　　患者为青年女性，骨痛病史 5 年，无类似家族病史，提示该病为后天获得性疾病。无胃肠道及肾脏疾病病史，无过期四环素、阿德福韦酯及棉籽油等服用史及毒物接触史。无长期湿冷环境居住史，非关节疼痛，无结缔组织疾病的临床特点。日照少，营养缺乏（偏食）。因此，首先考虑为代谢性骨病。根据患者外院的钙、磷及甲状旁腺激素结果，不支持原发性甲状旁腺功能亢进症。患者全身骨痛以中轴骨疼痛为主，伴有肋骨疼痛，胸廓畸形，肌肉无力，身高缩短，考虑为骨软化。应追其病因，鉴别维生素 D 障碍性骨软化及低磷抗维生素 D 骨软化。进一步明确低磷原因（肠道吸收、肾小管重吸收、肿瘤来源性低磷，X 连锁低磷血症等）。

　　患者的血磷水平明显降低是突出的生化检查特点。骨骼的无机成分羟基磷灰石主要由钙和磷组成。长期低磷血症使新形成的骨基质矿化障碍，出现骨软化症，患者出现骨痛、骨折，还可出现骨骼肌收缩力下降，肌无力，以近端肌无力为著，活动困难，与患者临床症状相符。患者骨骼 X 线片可见骨密度降低，$C_3 \sim C_4$ 椎间盘略突出，胸椎后突，胸廓变形，胸椎弯曲，各椎体密度明显降低，显示不清，胸椎、骶椎局部后突，符合骨软化症 X 线表现。生化检查血钙值正常，血磷值明显降低，血碱性磷酸酶水平升高，支持低血磷性骨软化症。患者虽有甲状旁腺激素水平升高，但血钙和尿钙水平均不高，仅血磷水平明显降低，不支持原发性甲状旁腺功能亢进症，考虑甲状旁腺激素升高为继发性改变。

低磷血症的病因有以下3种：①肾对磷的排出增加；②肠道摄入或肠道对磷的吸收减少，见于长期进食过少、神经性厌食、酗酒、维生素D缺乏、肠吸收不良、慢性腹泻、胃肠道手术后或服用含铝抗酸药物等；③细胞外磷向细胞内再分布，见于静脉输注葡萄糖、果糖，胰岛素治疗糖尿病酮症酸中毒，应用肾上腺素类药物，急性呼吸性碱中毒、急性痛风、败血症、白血病危象、再喂养综合征等。患者因疼痛，长期服用索米痛（从2015年患者开始长期服用索米痛，每次2～3片，每日2～3次）。索米痛每片含氨基比林150mg、非那西丁150mg、咖啡因50mg、苯巴比妥150mg。苯巴比妥可加快体内维生素D分解代谢而致维生素D缺乏。近5年，患者因骨痛卧床，很少户外活动，日照少，也加重了维生素D不足，导致肠道对磷的吸收减少，从而导致低磷血症。

五、治疗方案及理由

（一）治疗方案

骨化三醇0.25μg每日3次口服；维生素D 400U每日2次口服；碳酸钙600mg每日1次口服；中性磷口服液10～20ml每日3次。

（二）理由

患者低磷性骨软化症诊断明确，寻其病因，考虑25（OH）D的合成不足，应该补充。1,25（OH）$_2$D$_3$可以促进肠钙磷的吸收，同时增加肾小管对钙磷的重吸收，因此给予骨化三醇治疗，而且起始剂量较大，目的是在短时间内缓解患者的骨痛，增强患者治疗的信心和依从性。补充活性维生素D可增加钙盐的骨沉积，因此，配合碳酸钙治疗可以促进堆积的大量类骨质被矿化。

六、治疗效果及思维提示

患者用药后骨痛逐步缓解，两周后周身疼痛缓解显著，可以起卧，翻身，帮助后可拄拐下床，但不能行走。患者精神面貌焕然一新，食欲好转，血磷逐步上升，用药2个月后患者骨痛基本缓解，可自行下床行走，仅觉双下肢无力。复测血磷1.07mmol/L（0.87～1.45mmol/L），维生素D 4.76ng/ml（30～70ng/ml）。患者出院2个月后确认妊娠，自行停止服用钙剂、维生素D及中性磷。2021年8月27日患者分娩一男婴，2021年11月男婴被确诊为佝偻病，2022年2月患者因上肢非外伤性骨折再次入院。

思维提示

　　活性维生素D可以加速小肠绒毛细胞成熟，促进钙结合蛋白生成，增加肠钙吸收；同时增加肾小管对钙、磷的重吸收。生理剂量的活性维生素D可刺激成骨细胞活动，促进骨形成，抑制骨动员。活性维生素D配合钙剂是骨软化的基本治疗措施，促进骨基质矿化。细胞外液供应足够的钙、磷是骨基质矿化所必需的，加大骨化三醇的用量可以增加磷的回吸收，减少尿磷的排出。双膦酸盐主要通过抑制骨吸收来起效，不能加强骨矿化。患者母子均确诊骨代谢疾病，为明确诊断，完善了基因检测，排除了遗传性疾病的可能。患者间断服用钙剂及维生素D后，临床症状虽稍有改善，但是钙磷及维生素D水平仅轻度升高，为排除肿瘤源性骨软化，为患者进一步完善了PET-CT＋奥曲肽显像，结果临床符合"低磷性骨软化症"表现。

　　最终诊断为骨软化症，维生素D缺乏症，低磷血症，继发性甲状旁腺功能亢进，骨质疏松症，病理性骨折。

七、对本病例的思考

　　骨软化症病因分类如下。①维生素D缺乏：饮食、光照及内源性合成不足；维生素D需要量增加，如妊娠、哺乳等。②维生素D吸收障碍：多见于肝胆胰及胃肠疾病及手术等。③维生素D代谢障碍：包括25（OH）D缺乏的肝硬化、抗癫痫药物及1α-羟化酶功能障碍导致1,25（OH）$_2$D$_3$缺乏。此外，还包括1α-羟化酶先天性缺陷、肿瘤分泌1,25（OH）$_2$D$_3$抑制物、靶细胞对1,25（OH）$_2$D$_3$抵抗等。④磷缺乏：包括肠道磷吸收减少、吸收障碍，服用抑酸剂，肾小管重吸收磷缺陷（遗传、获得性及肿瘤性）。⑤酸中毒：肾小管酸中毒（原发性、获得性），范科尼综合征，长期服用氯化铵、乙酰唑胺等。⑥原发及继发矿化缺陷：磷酸酶缺乏，钙、镁原料不足等。

　　低血磷性骨软化症是由于低磷血症和活性维生素D生成不足造成的以骨骼矿化不良、骨软化或佝偻病为主要特征的一组代谢性骨病。该患者具有低血磷性骨软化症的典型临床表现：全身骨骼疼痛，肌肉无力，胸椎畸形变，活动障碍，身高缩短，血磷减低，血钙略低，血碱性磷酸酶轻度增高，骨密度降低。骨骼X线提示：骨密度普遍减低，骨小梁模糊，呈骨质软化表现，可见假骨折线。因此，可明确为低血磷性骨软化症。活性维生素D可以加速小肠绒毛细胞成熟，促进钙结合蛋白生成，增加肠钙吸收；同时增加肾小管对钙、磷的重吸收。生理剂量的活性维生素D可刺激成骨细胞活动，促进骨形成，抑制骨动员。活性维生素D配合钙剂是骨软化的基本治疗措施，促进骨基质矿化。细胞外液供应足够的钙、磷是骨基质矿化所必需的，加大骨化三醇的用量可以增加磷的回吸收，减少尿磷的排出。双膦酸盐主要是通过抑制骨吸收来起效的，不能加强骨矿化。

在妊娠和哺乳期间，母体为胎儿、婴儿发育提供钙质，低雌激素水平，乳腺及胎盘分泌大量甲状旁腺激素相关肽刺激骨吸收，这些因素可能共同作用，导致妊娠哺乳相关骨质疏松症。此外，妊娠期脊柱承受的机械应力变化可使胸椎或腰椎易发生压缩性骨折。因此，妊娠哺乳相关骨质疏松症临床主要表现为骨密度降低，骨质疏松性骨折，其中椎体压缩性骨折最常见，也可有肋骨、髋部骨折。妊娠期维生素D缺乏对子代具有明显的影响。妊娠期母体维生素D可以影响胎儿的骨骼发育，新生儿维生素D的储存完全依赖于母体的供应。因此，妊娠期母体维生素D缺乏是新生儿先天性佝偻病重要的危险因素。妊娠期母体维生素D会影响胎儿和新生儿钙的代谢。妊娠期维生素D不足对后代婴儿期、儿童期的骨骼生长甚至成人期的骨质疏松都有一定的影响。母亲妊娠期维生素D缺乏也可影响妊娠结局。妊娠期维生素D缺乏增加子代自闭症患病风险，同时影响胎儿免疫系统，增加新生儿感染患病风险。

（哈尔滨医科大学附属第一医院内分泌科　苏　颖　耿冠男）

参考文献

Amiri M，Rostami M，Bidhendi-Yarandi R，2022. Relationship between vitamin D status in the first trimester of the pregnancy and gestational weight gain：a mediation analysis. Arch Gynecol Obstet，305（2）：495-504.

Arboleya L，Braña I，Pardo E，2023. Osteomalacia in adults：a practical insight for clinicians. J Clin Med，12（7）：2714.

Doulgeraki A，Laurent MR，2023. Editorial：Rickets and osteomalacia, from genes to nutrition. Front Endocrinol（Lausanne），14：1141888.

Gonçalves DR，Braga A，Braga J，2018. Recurrent pregnancy loss and vitamin D：a review of the literature. Am J Reprod Immunol，80（5）：e13022.

Gowtham T，Venkatesh S，Palanisamy S，2022. Impact of maternal hypovitaminosis D on birth and neonatal outcome--a prospective cohort study. J Matern Fetal Neonatal Med，35（25）：9940-9947.

Marques JVO，Moreira CA，Borba VZC，2022. New treatments for rare bone diseases：hypophosphatemic rickets/osteomalacia. Arch Endocrinol Metab，66（5）：658-665.

Palmrich P，Thajer A，Schirwani N，2023. Longitudinal assessment of serum 25-hydroxyvitamin D levels during pregnancy and postpartum--are the current recommendations for supplementation sufficient. Nutrients，15（2）：339.

Serna J，Bergwitz C，2020. Importance of dietary phosphorus for bone metabolism and healthy aging. Nutrients，12（10）：3001.

Windham GC，Pearl M，Poon V，2020. Maternal vitamin D levels during pregnancy in association with autism spectrum disorders（ASD）or intellectual disability（ID）in offspring；exploring non-linear patterns and demographic sub-groups. Autism Res，13（12）：2216-2229.

Zhao HY，Wei XQ，Yang XH，2021. A novel update on vitamin D in recurrent pregnancy loss（Review）. Mol Med Rep，23（5）：382.

病例4
心悸、多汗2个月，双下肢瘀斑1个月

患者，女性，49岁，于2022年1月6日入院。

一、主诉

心悸、多汗、乏力2个月，双下肢瘀斑1个月。

二、病史询问

（一）诊断思路及问诊目的

患者为中年女性，因"心悸、多汗、乏力2个月，双下肢瘀斑1个月"主诉入院。首先，应明确心悸、多汗、乏力原因，按常见病优先考虑的原则，常见的原因有甲状腺功能亢进、心律失常、重度贫血、低血糖等。此患者入院前于当地医院已完善甲状腺功能等检查，显示游离三碘甲状腺原氨酸（FT$_3$）、游离甲状腺素（FT$_4$）明显升高，促甲状腺激素（TSH）降低，初步诊断为甲状腺功能亢进，诊断思路比较明确，问诊主要围绕甲状腺功能亢进主要临床症状和是否伴有其他系统、脏器的损害，以及甲状腺功能水平和治疗情况等问题展开。其次，患者随后出现双下肢瘀斑，应着重询问下肢瘀斑伴随的症状、诊治过程，以寻找引起下肢瘀斑的病因。此患者入院前已完善血常规检查，显示血小板显著降低，初步考虑患者下肢瘀斑与血小板减少有关。此外，下肢瘀斑是否与甲状腺功能亢进相关也需要明确。因此，问诊时需要重点了解患者的病史、症状和体征，注意患者是否有其他相关症状，如发热、恶心、呕吐、腹胀等。要注意到患者的年龄、性别、生活方式等因素对疾病的影响，要询问是否有相关家族史、特殊药物及化学品使用史、辐射接触史等信息。通过详细的问诊，判断可能的病因，以及进行鉴别诊断，从而采取相应的检查手段，通过疾病病因进行诊断并制订出合适的治疗方案。

（二）问诊主要内容及目的

（1）心悸、多汗发病之前有无诱因，如精神创伤史、情绪应激史或过度劳累。

因心悸、多汗为交感神经兴奋症状，按常见病优先考虑的原则高度可疑甲状腺功能亢进，而甲状腺功能亢进发病前可有精神创伤、情绪应激或过度劳累诱因，也可无明显诱因，虽不能根据有无发病诱因确定诊断，但明确有无诱因对于诊断具有一定的提示作用。

（2）除心悸、多汗外有无其他甲状腺功能亢进症状。

询问是否有其他甲状腺功能亢进症状，对于确诊至关重要。甲状腺功能亢进患者除心悸、多汗外还可以有多食、易饥、怕热、易怒、焦虑、手抖、大便次数增多、畏光、流泪、下肢无力等一系列症状，有的患者还可以有甲状腺肿大、突眼、胫前黏液性水肿等。但并不是每个患者都具备以上全部症状，临床中个体差异往往较大，患者往往因某几方面突出的甲状腺功能亢进症状而就诊，因此需要详细询问。另外，还需要询问患者有无头晕、胸闷、心慌、烦躁不安、活动后心悸、气短等症状，上述症状进食后有无缓解，并询问是否有发热、咽痛、颈部疼痛等情况，有无细菌、病毒、真菌感染及花粉等多种物质过敏情况，用以鉴别诊断。

（3）出现下肢瘀斑前有无诱因及基础疾病，如是否存在血管脆性增大、紫癜，以及血液系统疾病或导致凝血功能障碍的疾病，如肝脏疾病等。

（4）患者就诊过程及相关检查，通过对就诊过程和相关检查的问诊，可以进一步验证或确定诊断思路，在问诊过程中可以做出鉴别诊断。询问患者何时发现甲状腺功能及血常规异常，甲状腺激素、红细胞、白细胞、血小板水平如何，采用何种治疗方式、疗效如何等，上述内容有助于推断诊断、治疗效果及病情进展。

（5）详细询问患者既往病史、个人史、家族史、特殊药物及化学品使用史、辐射接触史等，可为疾病的诊断提供有价值的线索。

此患者有前期检查，初步诊断较明确，问诊思路清晰，分两个层次。首先，患者有心悸、多汗、乏力症状，甲状腺功能异常，甲状腺功能亢进诊断是否成立，需要与哪些疾病相鉴别。其次，患者双下肢瘀斑，其可能的病因是什么，是否存在血液系统疾病或间接导致血液系统异常的疾病，从而做出鉴别诊断，提出进一步需要进行的检查。

（三）问诊结果及思维提示

患者2个月前无明显诱因突然出现心悸、乏力、多汗症状，并伴有多食、易饥、烦躁易怒，未予重视，1个月前突然出现双下肢散在瘀点及瘀斑，为求诊治于当地医院就诊。测甲状腺功能显示$FT_3 > 30.72pmol/L$（↑）（$2.34 \sim 6.01pmol/L$），FT_4 37.12pmol/L（↑）（$9.01 \sim 19.5pmol/L$），TSH < 0.0083μU/ml（↓）（$0.35 \sim 4.94$

μU/ml），血常规显示白细胞 4.28×10^9/L（↓），抗中性粒细胞胞质抗体（ANCA） 1.93×10^9/L（↓），红细胞 3.18×10^{12}/L（↓），血红蛋白 96.00g/L（↓），血小板 3.00×10^9/L（↓），血小板显著降低，故诊断为"甲状腺功能亢进症""血小板减少症"。当地医院给予甲巯咪唑每日 10mg 口服，并静脉输注血小板治疗，应用甲巯咪唑 20 天后中性粒细胞绝对值下降至 0.25×10^9/L，故停用甲巯咪唑。现为进一步诊治来笔者所在医院。既往否认甲状腺疾病、糖尿病、高血压、冠心病病史，否认甲状腺疾病家族史，否认细菌、病毒、真菌感染病史，否认特殊药物及化学品使用史和辐射接触史。

思维提示

通过问诊可明确患者既往体健，否认甲状腺疾病、糖尿病、高血压、冠心病病史，否认甲状腺疾病家族史，否认细菌、病毒、真菌感染病史，否认特殊药物及化学品使用史和辐射接触史。此次因心悸、多汗、乏力、下肢瘀斑于当地就诊，发现血清 FT_3、FT_4 显著升高，TSH 显著降低，血小板严重缺乏，初步考虑为"甲状腺功能亢进""血小板减少"，下一步需要完善甲状腺功能亢进以及血小板减少的病因检查，并需要判断血小板减少是否与甲状腺功能亢进相关。

三、体格检查

（一）重点检查内容及目的

患者以"心悸、多汗、乏力 2 个月，双下肢瘀斑 1 个月"主诉入院，外院初步诊断为"甲状腺功能亢进""血小板减少"。主要围绕甲状腺功能亢进和血小板减少进行体格检查。

（二）体格检查结果

T 36.5 ℃，P 102 次/分，BP 130/86mmHg，R 18 次/分，身高 162cm，体重 85kg，BMI 32.39kg/m²。一般状态稍差，神清语利，无眼球突出，双侧眼球活动无受限，浅表淋巴结未触及肿大；颈部对称，气管居中，双侧甲状腺未触及肿大；双肺呼吸音清，未闻及干、湿啰音，心率 102 次/分，心律齐，无病理性杂音；腹软，肝脾未触及，亦未触及腹部异常肿块；腹部叩诊多为鼓音，未见胃肠型及蠕动波，双下肢散在出血点及瘀斑，双下肢无水肿。

四、实验室和影像学检查

（一）初步检查内容及目的

患者因"心悸、多汗、下肢瘀斑"入院，当地医院已经初步诊断为甲状腺功能亢进、血小板减少，因此需要继续完善基础的血常规、尿常规、生化系列、凝血功能检查等，同时为明确甲状腺功能亢进原因，需要进一步检查甲状腺功能、甲状腺抗体［促甲状腺激素受体抗体（TRAb）、甲状腺过氧化物酶抗体（TPOAb）、甲状腺球蛋白抗体（TGAb）］、甲状腺彩超；为明确血小板减少原因，需要完善骨髓细胞形态学检测、骨髓染色体核型分析、急性髓系白血病（AML）/骨髓增生异常综合征（MDS）/阵发性睡眠性血红蛋白尿症（PNH）-白血病热点基因检测、弥散性血管内凝血（DIC）筛查、溶血相关试验、流式细胞术检测、抗血小板抗体等相关检查。

（二）检查结果及思维提示

（1）血常规：白细胞2.84×10^9/L（↓），ANCA 0.24×10^9/L（↓），红细胞2.63×10^{12}/L（↓），Hb（血红蛋白）87.00g/L（↓），PLT（血小板）1.00×10^9/L（↓）。

（2）尿常规：未见异常。

（3）生化系列：丙氨酸转氨酶（谷丙转氨酶，ALT）21.0U/L，天冬氨酸转氨酶（谷草转氨酶，AST）17.9U/L，总蛋白（TP）58.50g/L（↓），白蛋白（ALB）32.50g/L（↓），前白蛋白（PAL）92.35mg/L，K^+ 3.26mmol/L，血糖（GLU）6.7mmol/L（↑）。

（4）凝血五项：活化部分凝血酶时间（APTT）22.34s（↓）。

（5）甲状腺功能：FT_3 8.07pmol/L（↑）（1.58～3.91pmol/L），FT_4 3.42nmol/dl（↑）（0.7～1.48nmol/dl），TSH 0.0028μU/ml（↓）（0.35～4.94μU/ml）。

（6）甲状腺抗体：TRAb 17.5U/ml（↑）（1～1.75U/ml），TPOAb 325.41U/ml（↑）（0～4.11U/ml），TGAb 225.48U/ml（↑）（0～5.61U/ml）。

（7）甲状腺彩超：甲状腺双侧叶弥漫性回声改变，血流丰富。

（8）骨髓细胞形态学检测：增生抑制骨髓象；不除外骨髓增生异常综合征骨髓象，建议查基因/染色体。

（9）骨髓染色体核型分析：未见中期分裂核型，建议定期复查。

（10）AML/MDS/PNH-白血病热点基因检测：未检测到任何基因突变（63种基因）。

（11）DIC筛查：活化部分凝血酶时间23.700秒（↓）。

（12）溶血相关试验：间接抗人球蛋白试验（-），蔗糖溶血试验（-），酸化溶血试验（-），直接抗人球蛋白试验（-）。

（13）流式细胞术检测：粒细胞CD55 99.91%，CD59 99.17%（正常）。红细胞CD55 99.72%，CD59 99.87%（正常）。

（14）抗血小板抗体：阴性。

（15）网织红细胞：0.43%（↓）。

思维提示

患者有典型的心悸、多汗、多食、易饥、烦躁易怒等甲状腺功能亢进的症状，甲状腺功能显示血清FT_3、FT_4明显升高，TSH降低，TRAb、TPOAb、TGAb均显著升高，甲状腺彩超显示甲状腺双侧叶弥漫性回声改变，血流丰富，甲状腺功能亢进诊断明确，但其病因尚需要进一步探究。有部分患者兼有Graves病的临床特征和桥本甲状腺炎（Hashimoto thyroiditis，HT）的病理表型。临床表现上最初的甲状腺功能亢进阶段几乎和Graves病无法区分，包括甲状腺放射性碘吸收率增加和TRAb阳性，同时存在高水平的TPOAb和（或）TGAb。一般甲状腺功能亢进的症状相对较轻且甲状腺功能亢进阶段比较短暂。TPOAb和TGAb是HT的标志性抗体，但是单纯Graves病患者的TPOAb和TGAb阳性率也高达70%，因此仅通过TPOAb及TGAb阳性难以确诊HT。HT患者中亦有10%～20% TRAb阳性，因此TRAb阳性也不能除外HT。本例患者就兼具HT和Graves病的临床及血清学特征，而流行病学调查也显示有20%的甲状腺功能亢进患者为Graves病合并HT，故而本例患者甲状腺功能亢进的病因诊断极可能为Graves病合并HT。在临床诊断不明确时，可以考虑行甲状腺细针穿刺提供细胞学诊断依据，但本例患者血小板仅为$1.0×10^9$/L，暂不可行甲状腺细针穿刺（FNA）。

再生障碍性贫血是一组由多种病因所致的骨髓造血功能衰竭综合征，以骨髓造血细胞增生降低和外周血全血细胞减少为特征，临床以贫血、出血和感染为主要表现，当患者起病急、进展快且伴有严重感染、中性粒细胞绝对值（Neut）$<0.5×10^9$/L、血小板$<20×10^9$/L、网织红细胞（Ret）$<1%$时可诊断为急性重型再生障碍性贫血。本例患者骨髓细胞形态学检测显示增生抑制骨髓象，在完善骨髓染色体核型分析、AML/MDS/PNH-白血病热点基因检测、DIC筛查、溶血相关试验、流式细胞术检测、抗血小板抗体等相关检查，排除骨髓增生异常综合征、阵发性血红蛋白尿、急性白血病、自身免疫性血小板减少性紫癜等其他疾病后给出再生障碍性贫血的诊断。且此患者起病急、进展快，伴有严重感染，多次检查血常规显示白细胞明显减少，中性粒细胞绝对值$<0.5×10^9$/L（此患者$0.24×10^9$/L）、血小板$<20×10^9$/L（此患者$1.0×10^9$/L），网织红细胞$<1%$（此患者0.43%），故诊断为急性重型再生障碍性贫血。

患者甲状腺功能亢进和再生障碍性贫血之间是否存在关联？此患者甲状腺功能亢进症状出现在前，再生障碍性贫血症状出现在后，患者的再生障碍性贫血是否由甲状腺功能亢进所导致？甲状腺功能亢进可通过甲状腺激素抑制骨髓造血干细胞分化，高代谢率导致造血原料消耗过度，产生针对骨髓造血细胞的自身抗体引发再生障碍性贫血，然而其引发的再生障碍性贫血多为轻型。目前尚未有甲状腺功能亢进导致急性重型再生障碍性贫血的报道，抗甲状腺药物亦可通过对骨髓的直接抑制作用刺激机体产生相应的自身抗体从而使骨髓造血细胞破坏增加，进而导致再生障碍性贫血。但本例患者在甲状腺功能亢进未治疗前即出现再生障碍性贫血，故不考虑抗甲状腺药物所致，甲状腺功能亢进和再生障碍性贫血之间可能存在更深层次的关联。而回顾患者的发病过程不难发现患者的甲状腺功能亢进、再生障碍性贫血在短短一个月时间内相继出现，且起病急，病情重。遗传因素、环境因素，包括细菌、病毒感染，应激，特殊药物应用等均可引发自身免疫性甲状腺疾病和再生障碍性贫血，这些因素都有可能成为二者共同的诱因。

（三）进一步检查安排、结果及思维提示

1.检查安排　进一步完善甲状腺相关检查，为后续治疗提供依据，并行相关超声、CT等检查排除其他导致血小板减少的疾病，以及评估患者目前其他并发疾病情况。

2.检查结果

（1）甲状腺摄碘率：3小时47%，24小时71%。甲状腺吸碘率3小时及24小时均增高，符合甲状腺功能亢进。

（2）甲状腺ECT：甲状腺肿大伴摄取功能增强，符合甲状腺功能亢进影像特征。

（3）急检粪便综合分析：粪隐血试验（＋＋＋＋）。

（4）血气分析：K^+ 3.26mmol/L，Ca^{2+} 1.14mmol/L，乳酸（Lac）2.5mmol/L。

（5）C反应蛋白测定：242.00mg/L（↑）。

（6）降钙素原：40.67ng/ml（↑）。

（7）肿瘤标志物：阴性。

（8）糖化血红蛋白：6.2%。

（9）糖尿病相关抗体：抗胰岛素抗体（IAA）5.56U/ml，抗胰岛细胞抗体（ICA）6.81U/ml，血清抗谷氨酸脱羧酶抗体（GADA）7.00U/ml。

（10）一般细菌培养及鉴定：尿肠球菌（肛拭创面分泌物）。

（11）免疫球蛋白：总免疫球蛋白G（免疫比浊法）5.560g/L（↓）。

（12）肺部CT：右肺下叶微小结节，左肺下叶支气管扩张伴炎症，左肺下叶钙化灶。

（13）心脏彩超：左心房轻度增大，二尖瓣少量反流，左心功能未见明显异常，心包积液（少量）。

（14）腹部彩超：脂肪肝，余未见显著征象。

思维提示

患者因粒细胞进行性下降，不得不停用抗甲状腺药物，血小板极少也不宜手术治疗，因此完善甲状腺摄碘率等检查，以明确患者是否可以进行放射碘治疗。甲状腺功能、甲状腺摄碘率均符合放射碘治疗要求，而碘-131的半衰期仅8天，且用于治疗的β射线辐射距离仅0.5～2mm，并不会对患者骨髓等组织器官造成损伤，因此放射碘治疗适用于本例患者。

五、治疗方案及理由

（一）治疗方案

由于患者再生障碍性贫血进行性加重，相继出现严重的感染性发热及其他并发疾病，患者不得不进入移植舱隔离病房继续治疗，因此放射碘治疗计划只能暂且搁置。明确患者再生障碍性贫血并非由甲状腺功能亢进所致，二者均属于自身免疫性疾病，具有相似的发病机制。关于免疫抑制剂应用于Graves病的荟萃分析显示，免疫抑制治疗的患者甲状腺功能恢复及TRAb转阴更快，复发风险更低。因此，为患者制订全身应用免疫抑制剂，同时治疗再生障碍性贫血和甲状腺功能亢进的治疗方案。具体方案：兔抗人胸腺细胞免疫球蛋白（ATG）每日200mg静脉滴注5天；他克莫司每日0.5mg口服，共应用40天；糖皮质激素甲泼尼龙每日80mg口服逐渐减量至每日10mg口服，而后停用改为甲泼尼龙片每日8mg，共应用40天。

（二）理由

Graves病（毒性弥漫性甲状腺肿）、HT和再生障碍性贫血均属于自身免疫性疾病，尽管其有各自的免疫特征表现。例如，Graves病主要以CD4[+]辅助性T细胞比例升高为主，从而刺激B细胞转化为浆细胞，产生自身抗体，同时启动"二次免疫应答"；而HT和再生障碍性贫血则以CD8[+]细胞毒性T细胞比例升高为主，进而攻击甲状腺滤泡上皮细胞/造血干细胞。但三者之间也有共同的特点，包括滤泡性辅助T细胞、白介素17分泌型T细胞增多，以及调节性T细胞数量减少和功能减弱。调节性T细胞是维持机体免疫耐受的重要因素，与自身免疫性疾病的发生关系最为密切，其通过主动调节的方式抑制存在于正常机体内潜在的自身反应性T细胞的活化与增殖，从而调节机体的免疫力，防止自身免疫性疾病的发生。可见，Graves病、HT、再生障碍性贫血三者在发病机制上的共同基础均以T细胞介导的自身免疫反应为主。

六、治疗效果及思维提示

患者经免疫抑制治疗1个月后甲状腺功能显著改善，FT3、FT4恢复正常，TSH逐渐上升，TRAb转阴（图4-1，图4-2），虽仍需要每月输血小板治疗，但病情稳定，血液学各项指标逐步恢复，6个月后患者甲状腺功能完全恢复正常，TRAb仍为阴性，TPOAb和TGAb显著下降，且停止输注血小板后仍能保持血小板在50×10^9/L以上。

然而，在甲状腺功能亢进、再生障碍性贫血治疗均明显好转时患者的血糖逐渐升高，在应用免疫抑制剂治疗过程中患者指尖血糖最高达到23.5mmol/L，给予4次胰岛素强化降糖治疗，随着免疫抑制药物停用，患者血糖逐渐下降，应用胰岛素剂量逐渐减少直至停药。停用全部降糖药物3个月后糖化血红蛋白仅为5.8%，空腹血糖为6.2mmol/L。

> **思维提示**
>
> 患者在应用免疫抑制剂治疗过程中血糖逐渐升高，指尖血糖最高达到23.5mmol/L，回顾患者诊疗过程中的血糖变化，根据糖尿病相关抗体检测的阴性结果，排除自身免疫引发的糖尿病。患者入院时空腹血糖为6～7mmol/L，糖化血红蛋白为6.2%，在甲状腺功能亢进、应激情况下血糖和糖化血红蛋白偏高。
>
> 更大可能是糖耐量减低，而在停用免疫抑制药物之后患者的胰岛素功能测定显示其仍然存在胰岛素分泌高峰延迟现象，故而考虑该患者为糖调节受损状态，在应激和免疫抑制药物双重作用下进展为2型糖尿病。而随着免疫抑制药物的停用，患者血糖逐渐下降，应用胰岛素剂量逐渐减少直至停药。停用全部降糖药物3个月后糖化血红蛋白仅为5.8%，空腹血糖6.2mmol/L，可能在为患者去除了甲状腺功能亢进、应激、免疫抑制药物的影响后又退回到糖耐量减低状态。

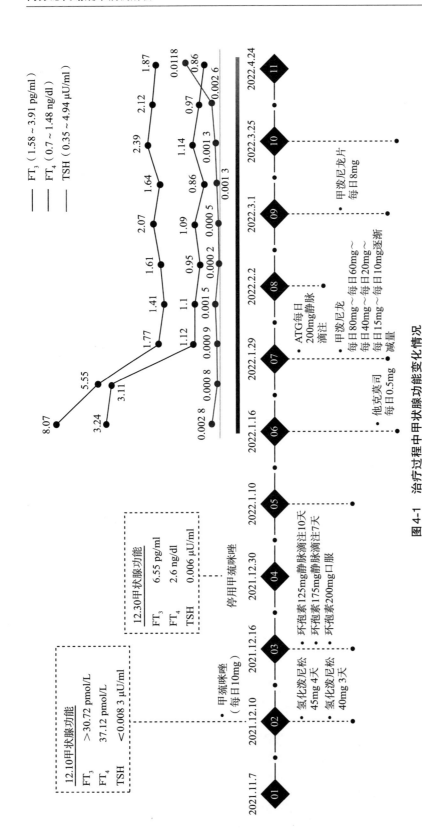

图 4-1 治疗过程中甲状腺功能变化情况

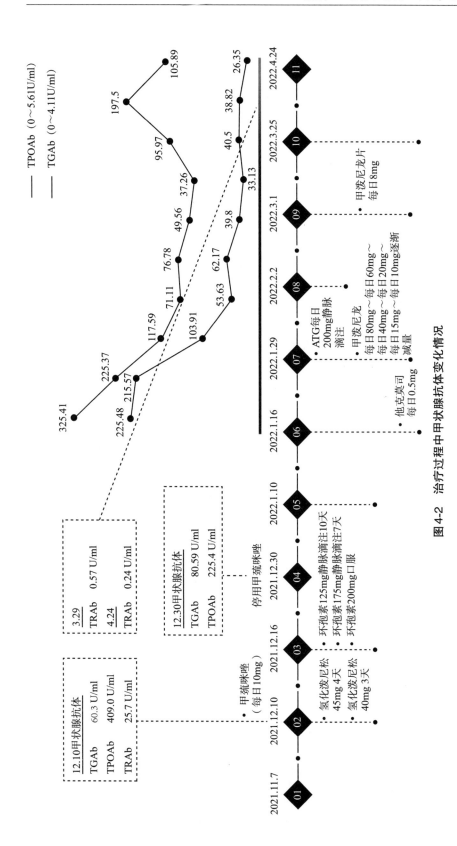

图4-2　治疗过程中甲状腺抗体变化情况

七、对本病例的思考

自身免疫性甲状腺疾病是逐渐发展的病变过程，在遗传易感背景下，在环境因素如病毒、细菌、真菌感染，或自身异常细胞蛋白作用下，树突状细胞呈递自身抗原，进而激活T细胞，启动自身免疫反应。T细胞主要包括CD4$^+$ T细胞、CD8$^+$淋巴细胞，当Th2 T细胞激活后，形成针对促甲状腺激素受体（TSHR）和TPO的超反应性Th2 T细胞，介导体液免疫，促使B细胞转换为浆细胞，产生TGAb、TPOAb、TRAb等抗体。TRAb可刺激细胞增生，合成和分泌过多甲状腺激素，还可以在促甲状腺激素受体刺激性抗体（TSAb）和促甲状腺激素受体刺激阻断性抗体（TSBAb）间转换，从而进一步影响甲状腺功能。TPOAb则通过细胞介导的细胞毒作用及补体介导的细胞溶解作用使细胞破坏甚至死亡。而Th1和Th17激活后可通过分泌白细胞介素（IL-2）、γ干扰素（INF-γ）、肿瘤坏死因子-β（TNF-β）及白细胞介素-17（IL-17）等细胞因子，产生细胞免疫应答，激活CD8$^+$ T细胞，而在激活CD4$^+$ T细胞的同时，树突状细胞还可以直接激活细胞毒性T细胞，通过产生穿孔素、丝氨酸酯醇、干扰素、肿瘤坏死因子等，致使滤泡上皮细胞破裂、DNA断裂，从而导致细胞死亡。若细胞破坏较轻甲状腺功能可在代偿情况下正常，破坏较大情况下则甲状腺功能减退。在整个免疫反应过程中，几种状态可同时存在，也可相继出现，当TRAb占优势时表现为以细胞增生为主，甲状腺功能亢进，当TPOAb占优势或Th1等细胞免疫占优势时则表现为以细胞破坏为主，甲状腺功能可正常或减退。患者可能在疾病初期以Th2激活的体液免疫产生TRAb为主，细胞增生激素过多则导致甲状腺功能亢进。随着病情的进展，免疫活性细胞浸润不断增加，发展为以TPOAb为主，而患者甲状腺功能在未经抗甲状腺药物治疗情况下目前仍维持正常，这可能与病情初期即大量应用免疫抑制剂，抑制体液和细胞免疫，后机体重塑免疫系统稳定性，TRAb阴性，TPOAb滴度大幅下降有关。既往也有研究报道，甲状腺局部应用免疫抑制剂治疗后2年甲状腺功能亢进的复发率仅为3.6%。此外，此例患者仅随访1年，我们仍需要延长随访时间，继续观察患者甲状腺功能的变化情况。未来也仍需要深入探究免疫抑制/调节治疗在自身免疫性甲状腺疾病中的作用及机制，寻求自身免疫性甲状腺疾病治疗的新策略。

（哈尔滨医科大学附属第一医院内分泌科　李新宇　郝　明）

参考文献

Gianoukakis AG, Leigh MJ, Richards P, et al, 2009. Characterization of the anaemia associated with Graves' disease. Clin Endocrinol（Oxf），70（5）：781-787.

Hintze G, 2021. Autoimmune diseases of the thyroid gland. Dtsch Med Wochenschr, 146（20）：1313.

Lane LC, Cheetham TD, Perros P, et al, 2020. New therapeutic horizons for Graves' hyperthyroidism.

Endocr Rev，41（6）：873-884.

Paketçi A，Demir K，Tüfekçi Ö，et al，2018. Graves' disease following allogenic hematopoietic stem cell transplantation for severe aplastic anemia：case report and literature review. J Pediatr Endocrinol Metab，31（5）：589-593.

Ross DS，Burch HB，Cooper DS，et al，2016. 2016 American Thyroid Association guidelines for diagnosis and management of hyperthyroidism and other causes of thyrotoxicosis. Thyroid，26（10）：1343-1421.

Struja T，Guebelin L，Kutz A，et al，2016. Does immunosuppressive therapy improve outcomes in Graves' disease? A systematic review and meta-analysis. Thyroid，26（5）：634-640.

病例5
上腹胀痛伴皮肤及巩膜黄染20余日，血糖升高2周

患者，男性，66岁，于2021年4月26日入院。

一、主诉

上腹胀痛伴皮肤及巩膜黄染20余日，血糖升高2周。

二、病史询问

（一）诊断思路及问诊目的

患者为中年男性，因"上腹胀痛伴皮肤及巩膜黄染20余日，血糖升高2周"入院。首先应该明确上腹胀痛伴皮肤及巩膜黄染的病因，常见的原因有肝炎、胰腺病变、胆道阻塞等，而该患者2周前门诊就诊时腹部增强CT检查提示"低位胆管梗阻、胰腺肿物"，诊断为梗阻性黄疸、胰腺肿物，于血管介入外科治疗，通过经皮肝穿刺胆管造影及外引流术缓解胆道梗阻及改善症状。因此，首先进一步明确造成低位胆道梗阻的胰腺肿物的病因至关重要。其次，患者为新发糖尿病，糖尿病的病因是否与胰腺病变相关也需要明确。因此，医生在进行问诊时，需要重点了解患者的病史、症状和体征，并且注意患者是否有其他相关症状，如发热、恶心、呕吐、腹泻或便秘等。医生还需要询问患者是否有相关家族史、药物使用史、饮食习惯等信息。此外，医生还需要注意患者的年龄、性别、体重等因素对疾病的影响。通过详细的问诊，判断可能的病因以及进行鉴别诊断，进而采取相应的检查手段，做出有利于疾病病因的诊断并制订合适的治疗方案。

（二）问诊主要内容及目的

（1）腹部疼痛的具体位置、程度和性质：上腹部疼痛的具体位置有助于判断患者疼痛的病因是来源于肝、胆、胰腺或胃还是其他腹部脏器。例如，胃十二指肠和胰腺疾病导致的疼痛多在中上腹部，胆囊炎、胆石症、肝脓肿等导致的疼痛多在右上腹部，急性阑尾炎导致的疼痛在右下腹部，小肠疾病导致的疼痛多在脐部或者脐周等。突发的中上腹部疼痛多为胃、十二指肠溃疡穿孔；腹部持续性钝痛或刀割样疼痛呈阵发性

加剧多为急性胰腺炎；隐痛或钝痛多为内脏性疼痛，多由胃肠张力变化或轻度炎症引起，胀痛可能为实质脏器包膜牵张所致；绞痛多为空腔脏器痉挛、扩张或梗阻引起。

（2）皮肤和巩膜黄染的时间、程度：轻度黄疸常见于溶血性黄疸，一般为浅柠檬色；肝细胞性黄疸临床表现为皮肤黏膜浅黄色至深黄色；胆道梗阻引起的胆汁淤积性黄疸一般为暗黄色甚至深黄色、黄绿色。

（3）是否有发热、恶心、呕吐等症状：腹痛、黄疸伴有发热提示肝胆胰疾病，且胆道感染性疾病可能性大。

（4）饮食习惯、饮酒史：饮食、饮酒习惯的问诊可以帮助寻找消化系统肿瘤、溃疡、结石及糖尿病等疾病的危险因素。

（5）是否有其他疾病或手术史，是否应用药物或草药：患者既往相关疾病病史或手术史可以帮助判断此次发病与既往疾病的相关性。药物应用史可以帮助排除导致肝损害的药物，还可以帮助排除药物（如糖皮质激素等）应用导致的高血糖。

（6）患者就诊过程及相关检查：患者2周前门诊就诊时腹部增强CT检查提示"低位胆管梗阻、胰腺肿物"，为暂时缓解梗阻，于血管外科行经皮肝穿刺胆管造影及外引流术。

（三）问诊结果及思维提示

（1）患者，男性，平日务农。

（2）既往吸烟史40年，少量饮酒史30年。否认肝、胆、胰腺等相关病史，无糖尿病家族史，无手术及外伤史。无毒物、放射性物质及农药接触史，无糖皮质激素等引起血糖升高的药物应用史。

（3）患者于20余日前出现上腹胀痛伴皮肤及巩膜黄染，2周前门诊就诊时腹部增强CT检查提示"低位胆管梗阻、胰腺肿物"，诊断为梗阻性黄疸、胰腺肿物，血管介入外科给予经皮肝穿刺胆管造影及外引流术治疗。空腹血糖7.8mmol/L，餐后血糖10mmol/L，建议饮食管理。

（4）目前因腹痛、黄疸无明显缓解以及血糖控制不佳入院治疗。

（5）患者上腹为胀痛，无体位、进餐等诱发因素，无发热及恶心、呕吐，无腹泻与便秘，体重下降6kg，无明显口渴、多饮、多尿。目前进食尚规律。

思维提示

通过问诊可明确，患者既往体健，无肝胆胰相关病史，无糖尿病病史，无手术、外伤，无引起血糖升高的药物应用史。此次因上腹胀痛伴皮肤及巩膜黄染就诊发现低位胆管梗阻、胰腺占位，门诊已经行经皮肝穿刺胆管造影及外引流术暂时解除梗阻，目前考虑胰腺占位是导致低位胆管梗阻的原因，常见的胰腺占位性病变有胆总管结石或占位、胰腺实性病变、胰腺囊性或囊实性病变、胰腺假性肿瘤等，下一步需要完善胰腺占位病因的检查，才能制订治疗方案。除了腹痛、黄染外，患者近2周血糖轻度升高，既往否认糖尿病病史，考虑血糖升高是近期发生的，而且排除了药物影响的可能。由于血糖升高与胰腺胰岛素、胰高血糖素的分泌密切相关，因此下一步还需要判断血糖升高是否与导致腹痛、黄染的胰腺占位性病变相关。

三、体格检查

（一）重点检查内容及目的

已经明确患者是胰腺占位导致的低位胆管梗阻，伴有腹痛、黄染，但是胰腺占位的病因尚不明确，因此体格检查要关注体重、血压、体温等一般情况。此外，腹痛的具体部位、程度及其与体位的关系，邻近器官的受累情况都需要考虑。重点进行腹部专科查体，以及查看浅表淋巴结是否有肿大的情况，引流管是否通畅。

（二）体格检查结果及思维提示

一般状态欠佳，神清语利，T 36.8℃，BP 124/80mmHg，P 80次/分，R 20次/分。皮肤及巩膜黄染，浅表淋巴结未见肿大，双侧甲状腺未触及肿大。双肺呼吸音清，未闻及干、湿啰音，心率80次/分，律齐，无病理性杂音，腹软，轻度压痛，无反跳痛，右腹部可见引流管及黄绿色引流液。双下肢无水肿。身高163cm，体重52kg。

思维提示

体格检查患者无发热、腹部压痛、反跳痛等腹膜炎的症状及体征，病变局限，提示单纯的胰腺占位导致低位胆管梗阻。未触及周身浅表淋巴结肿大，暂时不提示恶性肿瘤浅表淋巴结转移可能，考虑病变原发于胰腺，因此，进一步检查明确胰腺占位的性质、病变程度及鉴别诊断对下一步治疗方案的制订非常重要。

四、实验室和影像学检查

（一）初步检查内容及目的

患者因腹痛、黄染、血糖升高入院，门诊已经初步检查确定胰腺占位，因此需要继续完善基础的血液生化系列、血常规、尿常规、血尿淀粉酶、凝血功能检查。针对糖尿病需要完善糖化血红蛋白、糖尿病抗体三项、糖尿病系列（血清C肽及胰岛素）等有利于评价糖代谢程度及胰岛功能、胰岛相关免疫功能指标的相关检查，同时，为明确胰腺占位的性质，患者门诊已经完善了腹部超声、胰腺CT以明确胰腺实性占位（胰头）、低位胆管梗阻，需要进一步检查胰腺三期增强CT，检查肿瘤系列以排除最常见的胰腺恶性肿瘤——胰腺癌。

（二）检查结果

（1）肝功能检查：ALT 234U/L（5～40U/L）、AST 111U/L（8～40U/L）、ALB 36.9g/L（34～54g/L）、TBIL 179.23μmol/L（3.4～21μmol/L）、DBIL 84.17μmol/L（0.01～3.4μmol/L）、IBIL 30.94μmol/L（0.01～17.1μmol/L）、γ-GGT 336U/L（10～60U/L）、AKP 355U/L（40～150U/L）。

（2）血糖：7.8mmol/L。

（3）肿瘤系列：AFP（甲胎蛋白）5.01U/ml（0～7U/ml）、CEA（癌胚抗原）2.43ng/ml（0～3.4ng/ml）、SF（血清铁蛋白）589.8ng/ml（30～400ng/ml）、CA19-9（糖链抗原19-9）50.63ng/ml（0～37ng/ml）。

（4）胰腺三期增强CT检查：胰头形态饱满、密度略低，增强后强化程度略低于胰腺体尾部，胆管扩张（图5-1）。

（5）肝胆脾胰彩超检查：肝脏轻度弥漫性病变，胰腺实性占位。

（三）进一步检查安排、检查结果及思维提示

1.检查安排　前期的检查已经明确胰腺占位，但病因是什么呢？常见的胰腺占位性病变有胆总管结石或占位、胰腺实性病变、胰腺囊性或囊实性病变、胰腺假性肿瘤。本例患者腹部超声及磁共振胰胆管成像（magnetic resonance cholangio-pancreatography，MRCP）可以排除胆总管来源的病变，因此需要进一步鉴别胰腺肿瘤和胰腺假性肿瘤。胰腺肿瘤最常见的是导管腺癌，常发生于老年人，CA19-9明显增高，影像学提示胰头部占位，远端萎缩。胰腺假性肿瘤常见于胰腺结核、自身免疫性胰腺炎，而血清IgG4水平是自身免疫性胰腺炎较为特异的血清学标志。为进行鉴别，进一步检查MRCP以了解胆管梗阻的水平（肝内、肝外、高位及低位）及程度；通过PET-CT明确病变的性质，通过结明试验及红细胞沉降率测定排除结核杆菌感染，通过免疫球蛋白亚类定量测定鉴别自身免疫性胰腺炎，通过抗核抗体系列检查排除其他风湿免疫系统疾病等。

2.检查结果　MRCP提示肝内胆管、左右肝管扩张，肝门区引流管术后，胆囊缩小，可疑胆囊结石，胰头部占位（图5-2）。PET-CT局部显像：胰腺弥漫性增粗伴有糖代谢增高，自身免疫性胰腺炎待除外。免疫球蛋白亚类定量测定：IgG4 5.40g/L（0.03～2.01g/L），该项指标升高提示自身免疫性胰腺炎的可能性大。结明试验：阴性，基本可以排除结核。

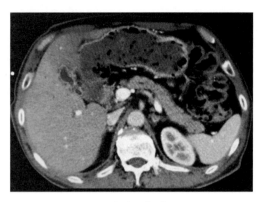

图5-1 胰腺三期增强CT

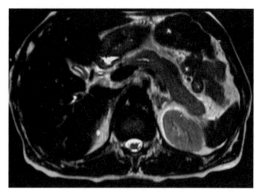

图5-2 MRCP：肝内胆管、左右肝管扩张，肝门区引流管术后，胆囊缩小、可疑胆囊结石，胰头部占位

思维提示

自身免疫性胰腺炎起病隐匿，症状和体征缺乏特异性，容易与胰腺癌、胆管癌相混淆，且部分自身免疫性胰腺炎合并胰腺癌者为临床诊治的难点。自身免疫性胰腺炎诊断标准包括影像学表现、血清学指标、组织病理学、胰腺外器官受累和诊断性激素治疗5个方面。影像学是诊断自身免疫性胰腺炎的最重要方法，CT和MRI是影像诊断的主要手段，典型影像学表现为胰腺实质正常羽毛状结构消失，沿胰腺长轴方向不同程度弥漫性肿胀，即腊肠样改变。MRI特征性表现为胰腺T_1WI低密度信号、T_2WI高密度信号，门静脉期及延迟期呈渐进性延迟强化，腊肠样改变方面优于CT，此特征罕见于普通的慢性胰腺炎及胰腺癌，一出现应高度怀疑自身免疫性胰腺炎。综合患者的腹痛、黄疸的临床表现及血IgG4水平明显升高、影像学胰腺头部占位特征，自身免疫性胰腺炎诊断基本确立，若糖皮质激素治疗有效则更支持该诊断。患者血糖轻度升高，暂时可以非药物干预，定期监测血糖。

五、治疗方案及理由

（一）治疗方案

持续夹闭PTCD管。糖皮质激素治疗：2周甲泼尼龙静脉滴注，改为口服甲泼尼龙逐渐减量。由于患者治疗前血糖轻度升高，应用糖皮质激素后需要密切监测血糖并预约随访。

（二）理由

综合患者腹痛、黄疸的临床表现，以及影像学低位胆管梗阻、胰腺头部占位表现，PET-CT 提示胰腺弥漫性增粗伴有糖代谢增高，血 IgG4 水平明显升高，自身免疫性胰腺炎诊断基本确立。自身免疫性胰腺炎是一种以梗阻性黄疸、腹部不适等为主要临床表现的特殊类型胰腺炎。其发病机制是由自身免疫所介导，以淋巴细胞、浆细胞浸润伴有胰腺纤维化及功能障碍为特征，并可累及胆管、涎腺、肾、肺等胰腺外器官。类固醇激素治疗效果显著。

六、治疗效果

早期糖皮质激素治疗 2 周后，患者临床症状有所缓解，复查胰腺三期增强 CT（图5-3）及 MRCP 提示胰头占位，与 2 周前比较无进一步恶化，考虑患者诊断治疗有效。继续给予口服泼尼松片 40mg/d，逐渐减量，每 2 周减量 5mg，以 2.5～5mg/d 的剂量维持。患者肝功能各项指标和 IgG4 水平明显下降（图 5-4）。

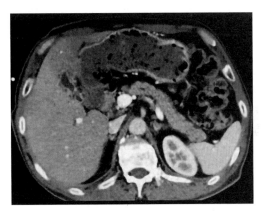

图 5-3 胰腺三期增强 CT（复查）

患者糖皮质激素治疗 2 个月后出现烦渴、头晕、乏力症状，测随机血糖 23mmol/L，给予皮下胰岛素治疗控制血糖。

国际共识诊断标准（International Consensus Diagnostic Criteria，ICDC）基于全球范围的临床研究结果，提出了自身免疫性胰腺炎诊疗建议。在共识中指出，糖皮质激素是自身免疫性胰腺炎诱导治疗的一线用药，有糖皮质激素禁忌证的患者替代药物是利妥昔单抗。

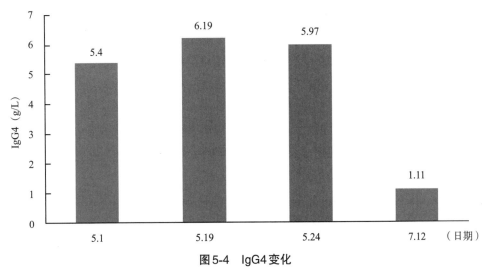

图 5-4 IgG4 变化

七、对本病例的思考

（1）IgG4相关性疾病（IgG4-related disease，IgG4-RD）是一类由免疫介导的，累及多器官（包括胰腺、胆道系统、肝、肺、肾、甲状腺、唾液腺和淋巴结等）的炎症性疾病，血清学上出现特征性的IgG4水平升高。胰腺是IgG4-RD中首个被发现与血清IgG4升高有关的器官。目前自身免疫性胰腺炎在组织病理学上分两种亚型：①Ⅰ型，即淋巴浆细胞硬化性胰腺炎；②Ⅱ型，即特发性导管中心性胰腺炎。Ⅰ型是IgG4-RD的胰腺表现，又称IgG4相关性自身免疫性胰腺炎（IgG4-AIP）。IgG4-AIP临床表现多样，主要表现为胰腺受累，最常见的表现为梗阻性黄疸和慢性反复发作性腹痛，严重者可伴有体重明显减轻，胰腺外多个组织、器官如胆管、肝、唾液腺、肺、乳腺、腹膜后组织等均可受累。IgG4-AIP的血清学多表现为IgG4水平升高，大于2倍正常上限，但部分胰腺癌或胆管癌也可表现为血清IgG4升高，因此血清IgG4升高并非IgG4-RD的特异性表现。

（2）目前IgG4-AIP的诊断主要依靠临床表现、血清学、影像学及病理学特点和治疗反应等综合评估。有时IgG4-AIP与胰腺癌鉴别困难，两者均可表现为无痛性黄疸，且部分胰腺癌患者也可伴有血清IgG4水平升高。临床上要高度重视，避免误诊。

（3）IgG4-AIP为自身免疫性疾病，一般来说，自身免疫性胰腺炎患者经糖皮质激素治疗后临床症状明显缓解，实验室检查及影像学表现可明显改善，短期预后良好。但对自身免疫性胰腺炎的长期随访研究仍处于起步阶段，在临床工作中应重视自身免疫性胰腺炎患者的定期随访，关注其长期转归。自身免疫性胰腺炎的激素治疗应在充分评估患者复发风险、临床获益及药物副作用后做出决定。

（4）自身免疫性胰腺炎的发病机制尚不明确，免疫机制、感染及遗传等因素可能共同参与其中。关于自身免疫性胰腺炎合并糖尿病的发病机制亦尚无定论，许多患者可能同时存在这两种病理过程。IgG4-AIP可引起胰腺内分泌功能降低（糖尿病、体重减轻），以及外分泌功能降低（脂肪泻、体重减轻）。80%的自身免疫性胰腺炎患者存在糖耐量异常，治疗前存在糖尿病症状，使用类固醇激素治疗后，糖耐量可能出现改善或恶化。80%的患者外分泌功能低下，经类固醇激素治疗后，50%的患者外分泌功能趋于正常。糖耐量异常的机制可能是急剧的炎症细胞浸润，以及纤维化伴有的胰腺外分泌血流障碍引起的胰岛血流障碍。42%～78%的自身免疫性胰腺炎患者可观察到暂时或持续的高血糖症，然而目前我们尚不清楚高血糖在多大程度上影响自身免疫性胰腺炎的进程。近期一项动物模型研究表明，高血糖不会促进自身免疫性胰腺炎的恶化，相反会减弱这一进程。该结果提示可能不需要对自身免疫性胰腺炎患者的血糖浓度进行过于严格的调整，具体机制有待进一步明确。

（5）糖尿病患者表现为轻微腹痛，影像学提示胰腺弥漫性肿大且伴有高丙种球蛋白血症和其他自身免疫性疾病，应考虑自身免疫性胰腺炎的可能，以避免不必要的手术治疗。

（哈尔滨医科大学附属第一医院内分泌科　王　晶）

参考文献

李玲，陈维翠，刘波，等，2021. Ⅰ型自身免疫性胰腺炎的CT及MRI表现. 中国医学影像学杂志，29（1）：65-68，72.

Basyal B，Pawan KC，2023. Autoimmune Pancreatitis//StatPearls. Treasure Island（FL）：StatPearls Publishing.

Jia ZG，Zhang YQ，Chen MW，2020. Two cases of autoimmune pancreatitis with diabetes and literature review. Neuro Endocrinol Lett，41（3）：113-117.

Khandelwal A，Inoue D，Takahashi N，2020. Autoimmune pancreatitis：an update. Abdom Radiol（NY），45（5）：1359-1370.

Matsubayashi H，Ishiwatari H，Imai K，et al，2019. Steroid therapy and steroid response in autoimmune pancreatitis. Int J Mol Sci，21（1）：257.

Nikolic S，Maisonneuve P，Dahlman I，et al，2022. Exocrine and endocrine insufficiency in autoimmune pancreatitis：a matter of treatment or time? J Clin Med，11（13）：3724.

Nista EC，De Lucia SS，Manilla V，et al，2022. Autoimmune pancreatitis：from pathogenesis to treatment. Int J Mol Sci，21，23（20）：12667.

Simó-Perdigó M，Martinez-Valle F，2021. IgG4 related disease. Rev Esp Med Nucl Imagen Mol（Engl Ed），40（2）：107-114.

Uchida K，Okazaki K，2022. Current status of type 1（IgG4-related）autoimmune pancreatitis. J Gastroenterol，57（10）：695-708.

Zen Y，2022. Type 2 autoimmune pancreatitis：consensus and controversies. Gut Liver，16（3）：357-365.

病例6
腰背部疼痛1个月

患者，女性，32岁，于2019年6月20日入院。

一、主诉

腰背部疼痛1个月。

二、病史询问

（一）诊断思路及问诊目的

患者于1个月前在家中拖地后出现腰背部疼痛，于外院就诊时查腰椎磁共振，提示"腰椎压缩性骨折"，遵医嘱平卧位；15天后复诊，于笔者所在医院门诊完善腰椎椎体CT、生化系列、抗链球菌溶血素O、类风湿因子和C反应蛋白。复诊时首次发现高钙血症，总钙2.71mmol/L。初步诊断为"高钙血症，腰椎压缩性骨折"。问诊主要围绕高钙血症可能引起的症状以及引起高钙血症的可能病因进行，并注意引起高钙血症的病因之间的鉴别。

（二）问诊主要内容及目的

（1）患者主要不适、何时发病、有无诱因、伴随症状、阴性症状：为问诊主要线索。某些高钙血症的患者，尤其是轻度升高的患者，症状并不明显，高钙血症可主要表现为厌食、恶心、呕吐、便秘；乏力、肌肉疲劳、肌张力减低，烦渴，多尿；嗜睡，神志不清，甚至昏迷。病程长时，可发生组织内钙沉积，如结膜、关节周围沉积及肾结石。高钙血症的临床表现与血钙升高幅度和速度有关。年轻女性患者在无明显诱因情况下发生腰椎压缩性骨折，问诊时需围绕骨质疏松相关症状展开，如腰背部疼痛、长骨疼痛等。

（2）患者就诊过程及相关检查：通过对就诊过程和相关检查的问诊，可进一步验证或否定诊断思路，在问诊中可以做出鉴别诊断。

（3）与其他可致高钙血症的疾病进行鉴别：临床上主要与甲状旁腺亢进症、恶性肿瘤相关的高钙血症、骨质疏松等进行区分和鉴别。

（4）详细询问既往疾病史、个人史、家族史：可为疾病的诊断提供有价值的线索。

此患者有前期检查，初步诊断较明确，问诊思路清楚，分两个层次。首先是高钙血症能否解释患者的不适症状；其次是若高钙血症成立，其可能的病因是什么，从而可做出鉴别诊断，提出进一步需要进行的检查。

（三）问诊结果

32岁女性，因"腰背部疼痛1个月"入院。患者于1个月前拖地后出现腰背部疼痛，于外院就诊时查腰椎磁共振，提示"腰椎压缩性骨折"，后查血钙2.71mmol/L，血磷正常。病程中，患者一直强迫平卧位，偶有双膝关节疼痛，无明显记忆力及情绪改变，睡眠食欲如常。既往有妊娠高血压病史，异位妊娠手术史，乙肝病史，输血史（输A型红细胞2U），既往月经规律，孕2产1。3个月前自然分娩产一子，现母乳喂养，奶水量充足，妊娠期和哺乳期不规律口服碳酸钙600mg/d，现婴儿发育良好。有糖尿病家族史，否认骨质疏松家族史，否认家族遗传代谢病史，否认吸烟史，无咖啡嗜好。

三、体格检查

（一）重点检查内容及目的

除原发疾病的体征外，高钙血症的主要体征为情绪改变、忧郁、腱反射增强、痛觉减弱、肢体近端肌群无力、步态不稳等。此外，应注意肾功能受损及心功能改变的症状。

（二）体格检查

一般状态可，神清语利，T 36.6℃，BP 114/71mmHg，P 85次/分，P 20次/分。浅表淋巴结未见肿大，颈部对称，气管居中，双侧甲状腺未触及肿大。双肺呼吸音清，未闻及干、湿啰音，心率85次/分，律齐，无病理性杂音，腹软，无压痛及反跳痛。双下肢无水肿，双下肢足背动脉搏动良好。身高165cm，体重66kg。BMI 24.24kg/m²。无满月脸、水牛背，无巩膜蓝染，牙齿排列整齐，无长骨畸形。

四、实验室和影像学检查

（一）初步检查内容及目的

患者因"高钙血症"入院，无明显诱因下出现腰椎压缩性骨折，初步检查需要围绕可能引起高钙血症的疾病展开并进行区分和鉴别，其次为育龄期女性发生压缩性骨折，需要围绕可能诱因进一步展开检查。

（二）检查结果及思维提示

（1）血常规：白细胞 7.29×10^9/L，中性粒细胞百分比42%，淋巴细胞百分比47%，其余无异常。

（2）尿常规和凝血：未见异常。

（3）生化系列：AKP 190.7U/L（40～150U/L），总钙2.72mmol/L（2.08～2.6mmol/L），磷1.65mmol/L（0.96～1.63mmol/L），空腹血糖5.06mmol/L，总胆固醇4.55mmol/L，三酰甘油1.78mmol/L。

（4）乙肝表面抗原阳性，乙肝e抗原阳性，乙肝核心抗体阳性，丙肝抗体阴性。

（5）1,25（OH）$_2$D$_3$：21.8ng/ml（30～100ng/ml）。

（6）PTH：8.50pg/ml（10～69pg/ml）。

（7）24小时尿离子：钙4.67mmol/24h尿（2.5～7.5mmol/24h），磷11.09mmol/24h尿（12～42mmol/24h）。

（8）离子：总钙2.72mmol/L（2.08～2.6mmol/L），磷1.51mmol/L（0.96～1.63mmol/L），镁0.9mmol/L（0.67～1.04mmol/L），钾4.34mmol/L（3.5～5.2mmol/L），钠138.3mmol/L（136～145mmol/L），氯102.9mmol/L（96～108mmol/L）。

（9）骨标系列：骨钙素43.5ng/ml（15～46ng/ml），总Ⅰ型胶原氨基端延长肽124ng/ml（15～59ng/ml），β胶原特殊序列2.32ng/ml（0.024～0.573ng/ml）。

（10）肺部CT：右肺上叶胸膜下小结节，右肺中叶条索。

（11）腹部彩超：肝内脂肪沉积，胆囊壁欠光滑；泌尿系未见明显异常，无残余尿；子宫颈回声欠均。

（12）甲状旁腺彩超：左侧甲状旁腺区低回声结节（0.47cm×0.20cm，边界清晰）。

（13）血气游离钙：1.38mmol/L（1.15～1.29mmol/L）。

（14）双能X线：L$_1$～L$_4$ T值为-2.6，Z值为-3.1。

思维提示

　　患者血钙水平轻度升高且发生骨质疏松，继续围绕可能导致高钙血症和骨质疏松的诱因检查。

（三）进一步检查安排、检查结果及思维提示

　　1.是否为继发性骨质疏松

　　（1）甲状腺功能：无异常。

　　（2）皮质醇和ACTH：无异常。

　　（3）风湿免疫指标：ANA（抗核抗体）阴性，ANCA（抗中性粒细胞胞质抗体）阴性，类风湿因子＜10U/ml（0～30U/ml），C反应蛋白＜3.02mg/L（0～10mg/L）。

　　（4）HLA-B27：阴性。

　　（5）骶髂CT：双侧骶髂关节髂骨面密度增高，关节间隙正常，未见肿胀。

　　2.是否为腰椎结核

　　（1）结核感染T细胞斑点试验（T-spot）：A抗原5.0（0～6），B抗原＜6.0（0～6）。

　　（2）结明试验：阴性。

　　（3）红细胞沉降率：22mm/h（0～20mm/h）（考虑与特殊生理时期哺乳期相关，无特殊临床意义）。

　　3.是否与恶性肿瘤相关

　　（1）女性肿瘤标志物：无异常。

　　（2）血尿免疫固定电泳：显示为正常的多克隆条带。

　　（3）血免疫球蛋白和尿本周蛋白：均无异常。

　　（4）全身骨ECT：第2～5腰椎骨代谢异常活跃（考虑与骨折相关）。

　　（5）甲状旁腺ECT：未见MIBG异常放射性凝聚。

思维提示

　　甲状旁腺ECT未见异常凝集且血PTH未见异常，暂不考虑甲状旁腺功能亢进；患者为青年育龄期女性且既往月经规律，暂不考虑原发性骨质疏松症；甲状腺轴、肾上腺轴未见异常，既往无肾功能不全病史且排除风湿类疾病，所以暂不考虑继发性骨质疏松症；恶性肿瘤，相关转移瘤及多发性骨髓瘤等恶性肿瘤相关导致的骨质疏松暂不考虑；患者否认结核相关的全身症状，且结核相关检查均阴性，故暂不考虑结核相关的腰椎骨折；患者成年后起病且无牙齿排列不齐和长骨畸形，暂不考虑成骨不全相关疾病。排除上述各种原因导致的高钙血症、骨质疏松和可能导致腰椎压缩性骨折的高危原因后，诊断为妊娠哺乳相关骨质疏松症。

五、治疗方案及理由

（一）治疗方案

（1）终止母乳喂养，充分富钙饮食，防止跌倒。

（2）口服碳酸钙600～1200mg/d和骨化三醇0.25μg/d。

（二）理由

目前抗骨质疏松药物治疗妊娠哺乳相关性骨质疏松症效果明显的报道较多。断奶后骨密度可自发性升高，因此在断奶后12～18个月不推荐使用抗骨质疏松药物。双膦酸盐虽然治疗效果显著，但阿仑膦酸钠片妊娠期用药是C级，哺乳期不推荐使用；唑来膦酸注射液妊娠期用药是D级，哺乳期禁用。若之后评估骨密度仍明显降低，再考虑使用抗骨质疏松药物，但在育龄期女性中的使用仍有一些顾虑。该患者年轻，骨再生能力强，经卧床休息压缩性骨折基本可自行恢复，因此，建议停止哺乳并补充充足钙剂及维生素D。需要充分评估患者临床特点、骨密度恢复程度、再发骨折风险及未来妊娠的潜在风险等，权衡利弊，慎重选择治疗方案。

六、治疗效果

给予患者生活饮食指导，积极补充碳酸钙和维生素D治疗，出院1.5年后对其进行随访。其间患者未再发生骨折，双能X线检查显示Z值-2.2，血钙水平恢复正常。

七、对本病例的思考

妊娠哺乳相关骨质疏松症属于特发性骨质疏松症，是年轻女性中较为罕见的疾病，发病机制未完全明确，但危险因素较多，漏诊患者数量较高。由于妊娠哺乳相关骨质疏松症的罕见性，临床医师对其认识不足，但其发病率可能远远高于文献报道。在妊娠晚期或产后早期出现脆性骨折和低骨量，以椎体骨折常见，表现为腰背疼痛、身高变矮、活动受限，易与妊娠期、产后的腰背疼痛相混淆。目前，妊娠哺乳相关骨质疏松症尚无统一的诊断标准，没有明确治疗指导意见。妊娠晚期或产后18个月内发生脆性骨折，双能X线提示腰椎、股骨颈、全髋骨密度Z值≤-2.0，除外其他代谢性骨病及继发性骨质疏松，可考虑诊断为妊娠哺乳相关骨质疏松症。补充钙剂和维生素D被认为是治疗妊娠哺乳相关骨质疏松症的第一线疗法，双膦酸盐的应用还存在争议。这个病例提醒我们临床工作中思考疾病，需要拓宽思路，遇到妊娠和哺乳期女性出现腰背部或者髋部疼痛患者时，应注意不要遗漏妊娠哺乳期骨质疏松症的可能，注意疾病的诊治。

（哈尔滨医科大学附属第一医院内分泌科　宋月佳）

参考文献

刘洋贝，罗敏，马勋龙，等，2020. 妊娠哺乳相关骨质疏松症的诊治进展. 中国骨质疏松杂志，26（3）：464-468.

张欣欣，张英智，袁鹰，等，2020. 双膦酸盐治疗妊娠哺乳相关骨质疏松症的临床效果. 中华骨质疏松和骨矿盐疾病杂志，13（4）：289-295.

周雅琳，刘伟，张敏佳，等，2020. 哺乳期妇女骨密度的影响因素. 中国生育健康杂志，31（5）：491-493，497.

Bazgir N，Shafiei E，Hashemi N，et al，2020. Woman with pregnancy and lactation-associated osteoporosis. Case Rep Obstet Gynecol，2020：8836583.

Qian Y，Wang L，Yu LL，et al，2021. Pregnancy- and lactation-associated osteoporosis with vertebral fractures：a systematic review. BMC Musculoskelet Disord，22（1）：926.

Winter EM，Ireland A，Butterfield NC，et al，2020. Pregnancy and lactation，a challenge for the skeleton. Endocr Connect，9（6）：R143-R157.

病例7
发现血糖升高20年，右腹及腰背部转移性疼痛1周

患者，女性，73岁，于2017年3月20日入院。

一、主诉

发现血糖升高20年，右腹及腰背部转移性疼痛1周。

二、病史询问

（一）初步诊断思路及问诊目的

患者为老年女性，2型糖尿病病史20余年，因"右上腹痛1周"就诊于当地医院。本例患者以"疼痛"为主要诉求就诊，问诊主要围绕引起疼痛的原因，以及这些相关原因的症状相鉴别。疾病发生是否与糖尿病相关，疼痛的性质、时间，伴不伴有其他症状、缓解的方式等，是否进行了相关治疗，以提供进一步检查的依据。

（二）问诊主要内容及目的

（1）基础疾病相关内容：糖尿病发病经过，血糖控制情况，并发症及伴发症的情况，降糖药物用药情况及目前血糖控制程度，详细询问患者既往史、家族史、个人史等基础信息，判断患者基本状态。

（2）疼痛的鉴别诊断：包括部位、持续时间、严重程度、伴随症状、如何缓解及是否进行了相应的药物治疗或检查，为进一步明确疾病原因提供思路。

（三）问诊结果及思维提示

患者，女性，73岁，2型糖尿病病史20余年，因"右上腹痛1周"就诊于当地医院，疼痛以右上腹季肋部为著，与进食及活动无关，无明显放散。检查提示肝功能轻度异常，遂门诊给予"中药"保肝治疗1周。1周后患者疼痛逐渐转移至腰背

部，于当地医院入院治疗，体温升高至37.5℃，痛苦面容。入院后给予第三代头孢抗感染治疗，3天后患者体温仍维持于36.2～37.8℃，疼痛逐渐加重。患者下肢活动逐渐受限，复查肺CT：双侧少量胸腔积液；胸椎CT：胸$_{10}$（T$_{10}$）椎体变扁，椎体及左侧椎弓根、左侧肋骨局部骨质破坏（？）、椎体周围软组织密度影。怀疑"胸椎结核"后转入结核专科医院治疗。患者转入专科医院后疼痛逐渐加重，体温波动于36.2～37.2℃，住院3天初步排除结核感染后转入笔者所在医院。

思维提示

通过问诊明确患者目前以低热伴转移性腰背部疼痛逐渐加重为主要表现，目前CT检查提示有椎体破坏，结合患者年龄及糖尿病病史，考虑引起疼痛的常见原因包括心血管系统疾病、肝胆系统疾病、骨肿瘤、骨质疏松症、骨结核、布氏杆菌骨病等。需要围绕这些可能引起疼痛的原因行全面的身体检查，并根据相应体征做进一步检验与检查。

三、体格检查

（一）重点检查内容及目的

（1）患者有糖尿病病史多年，着重检查慢性并发症及伴发疾病情况。

（2）围绕这些引起疼痛的原因，行全面的身体检查，特别注意脊柱相关的检查。

（二）体格检查结果及思维提示

患者一般状态差，平车推入病室，T 37.8 ℃，P 90次/分，R 20次/分，BP 150/70mmHg。神志清楚，痛苦面容，被动体位，双肺呼吸音粗，双下肺呼吸音略减弱，心律齐，各瓣膜听诊区未闻及病理性杂音。腹软，无压痛及反跳痛，肝脾肋下未及。双下肢轻度水肿。T$_{10}$～T$_{11}$椎旁叩击痛（＋），脊柱屈伸、旋转、侧弯受限，四肢肌张力正常。

思维提示

患者疼痛伴有脊柱活动受限及脊柱破坏，考虑引起疼痛的主要原因为脊柱相关疾病。脊柱相关疾病包括以下几种。

（1）骨肿瘤：有疼痛、肿块，骨肿瘤疼痛和压痛与肿瘤生长速度有关。特定骨肿瘤有好发年龄及特定部位，在影像学上有特定表现，通常根据肿瘤性质及部位伴有相应血清标志物异常。

（2）布氏杆菌骨病：有明确病原接触史，热型为波状热，有时为弛张热或间歇热，伴有头痛、乏力、出汗等全身症状，通常累及的关节表现为肿胀、疼痛，骨关节损害以负重关节为主，最易受累的是腰椎，需要行相应抗体及关节滑膜液培养鉴别。

（3）骨结核：伴有低热、倦怠、盗汗、消瘦；既往结核病史，关节功能障碍、疼痛（夜间明显）、肿胀、畸形，影像学上可见骨质破坏、关节间隙狭窄、周围软组织肿胀。通常行结核菌素试验，局部组织结核菌培养鉴别。

（4）骨质疏松症：以腰背痛为主，站立或久坐加剧，伴有身长缩短、驼背及骨折。影像学主要特点是骨透亮度增加，椎体双凹变形，椎体前缘塌陷呈楔形变，骨密度降低。

本例患者为老年人、高龄且糖尿病病史多年，不能除外以上引起椎体破坏的可能疾病，因此需要行进一步检验检查以鉴别。

四、实验室和影像学检查

（一）初步检查内容及目的

常规检查包括血常规、尿常规、生化检查、糖化血红蛋白测定相关抗体测定、抗核抗体检查、激素检查如甲状腺激素检查、布氏杆菌测定、血培养、尿本周蛋白及肿瘤标志物测定、脊椎磁共振、骨ECT扫描、心电图、心脏超声、周围血管超声，为明确患者病情做评估。

（二）检查结果

（1）骨ECT：$T_9 \sim T_{10}$骨代谢异常活跃，摄取不均匀增高，SUV＞2.5。

（2）胸椎磁共振：考虑T_{10}椎体压缩性骨折，T_{11}椎体损伤。L_3、L_4、L_5椎体退变。L_2、L_3、L_4、L_5、S_1间盘变性、突出（图7-1）。

（3）胸椎骨三维重建：T_{10}椎体退变，椎体及左侧椎弓根、左侧肋骨局部骨质破坏。

（4）椎旁局部超声：椎旁可探及两处低回声区直径1～2cm，4天后复查未探及明显异常回声。

（5）血常规：白细胞$20.93×10^9$/L（↑），中性粒细胞$17.91×10^9$/L（↑），血红

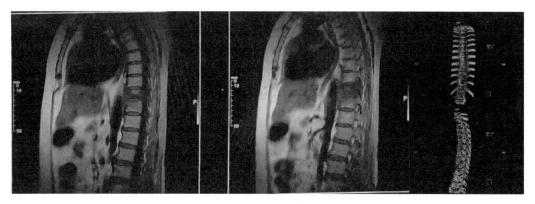

图7-1　胸椎磁共振

蛋白97g/L，LYMPH（淋巴细胞）1.64×10^9/L（↓），血小板254×10^9/L，红细胞3.32×10^{12}/L。

（6）尿常规：PRO（＋＋），KET（＋），白细胞13/HPF，红细胞6.0/HPF。

（7）生化系列检查：ALB 25g/L（↓）（34～54g/L），TP（总蛋白）63g/L（60～83g/L），GLU（血糖）9.44mmol/L，Ca^{2+} 2.10mmol/L（2.08～2.60mmol/L），P 0.95mmol/L（0.81～1.45mmol/L），K^+ 3.15mmol/L，PTH 68.66pg/ml（10～69pg/ml），降钙素原1.05ng/ml（0.00～0.05ng/ml）。

抗核抗体、免疫球蛋白、肿瘤系列、布氏杆菌抗体、尿本周蛋白：阴性。

（8）血培养：第一次示革兰氏阴性杆菌（大肠埃希菌）。

五、治疗方案

1.内科抗感染治疗　根据血培养结果选择敏感抗菌药物治疗。

2.抗骨质疏松药物治疗　给予患者钙剂、维生素D、阿仑膦酸钠治疗，患者疼痛缓解不明显，后行外科手术治疗，清除坏死肉芽组织，给予椎弓根螺钉固定并取坏死骨骼及周围组织进行病理检查。

六、治疗效果

（1）术后患者疼痛明显好转，血常规明显好转，白细胞12.31×10^9/L（↑），中性粒细胞9.2×10^9/L（↑）。

（2）生化系列显示肝功能及白蛋白明显好转、离子紊乱好转，术后1个月病理诊断（T_{10}椎体）见纤维组织及骨组织增生，急慢性炎细胞浸润，见个别似上皮样细胞，培养未见结核杆菌。

七、对本病例的思考

结合本例患者检验检查及病理结果，最终诊断为"2型糖尿病合并原发性化脓性脊柱炎、椎体压缩性病理性骨折（T_{10}）、原发性骨质疏松症、尿路感染、菌血症、脂肪肝、高血压病（极高危）"。在本例患者就诊过程中体会到糖尿病患者合并感染原因复杂、病变部位广泛，临床诊治应考虑全面，面对复杂多变的临床表现，医生要关注病情发展变化，找到诊治疾病的最佳途径，尽快使患者摆脱痛苦。

随着高龄、合并基础疾病，服用免疫抑制剂及静脉注射药物的患者增多，化脓性脊柱炎的发病率也在逐年上升。化脓性脊柱炎病程长、预后差，常遗留神经损伤及脊柱畸形，是患者家庭及社会的沉重负担。

化脓性脊柱炎是一种脊柱非特异性感染，是包括脊髓炎、脊柱椎间盘炎、硬膜外脓肿、化脓性小关节炎等的一组疾病。化脓性脊柱炎最常见的感染途径是血源性感染，最常见的致病菌为金黄色葡萄球菌，其次为大肠埃希菌，后者主要发现于泌尿系统感染、糖尿病及老年患者。好发部位为腰椎，其次为胸椎、颈椎。化脓性脊柱炎起病较隐匿，主要表现包括早期病变部位疼痛、发热，以及神经功能障碍，也可见乏力、嗜睡、食欲缺乏等全身症状，症状通常不具有特异性。本例患者为老年糖尿病患者，就诊最初合并尿路感染，血培养为革兰氏阴性杆菌（大肠埃希菌），且起病过程及临床症状均与该疾病相符。该类疾病早期症状较为隐匿，临床医生需要注意防范及鉴别。软组织水肿也是化脓性脊柱炎特征性的影像学表现，少数患者也可见椎旁脓肿形成，这与本例患者最初诊断为脊柱结核伴寒性脓肿，但抗炎后脓肿消失的情况相符。

对于化脓性脊柱炎的诊断，影像学检查是不可缺少的。CT可以显示椎体破坏程度，对于指导经皮穿刺活检、脓肿引流及确定手术清创范围非常重要；MRI是诊断化脓性脊柱炎的金标准，对椎间盘及周围软组织早期炎性改变的敏感度和特异度均较高。

敏感抗菌药物是治疗化脓性脊柱炎的有效手段，而手术治疗的目的是彻底清除病灶，缓解疼痛，恢复脊柱节段稳定性。当患者出现顽固性疼痛，非手术治疗无效，硬膜外脓肿、巨大椎旁脓肿或腰大肌脓肿，严重骨质破坏或脊柱失稳等情况时，应尽早进行手术治疗。

（哈尔滨医科大学附属第一医院内分泌科　刘昊凌　林文简）

参考文献

廖锋，刘巍峰，牛晓辉，2016. 骨自溶症210例文献病例分析. 中国骨与关节杂志，5（9）：674-689.

刘涛，孙建民，崔新刚，等，2014. MRI及病理学鉴别早期化脓性脊柱炎及布氏杆菌脊柱炎中的应用及价值. 中国组织工程研究, 18（4）: 499-504.

张海栋，王仁法，宋少辉，等，2010. 脊柱化脓性感染的MRI征象. 放射学实践, 25（2）: 189-192.

Aragón-Sánchez J，Lipsky BA，Lázaro-Martínez JL，2013. Gram-negative diabetic foot osteomyelitis: risk factors and clinical presentation. Int J Low Extrem Wounds, 12（1）: 63-68.

Gorham LW，Stout AP，1955. Massive osteolysis（acute spontaneous absorption of bone, phantom bone, disappearing bone）; its relation to hemangiomatosis. J Bone Joint Surg Am, 37-A（5）: 985-1004.

Graham SM，Fishlock A，Millner P，et al，2013. The management Gram-negative bacterial hematogenous vertebral osteomyelitis: a case series of diagnosis, treatment and therapeutic outcomes. Eur Spine J, 22（8）: 1845-1853.

Heffez L，Doku HC，Carter BL，et al，1983. Perspectives on massive osteolysis. Report of a case and review of the literature. Oral Surg Oral Med Oral Pathol, 55（4）: 331-343.

Jackson JBS，1838. A boneless arm. Boston Med Surg J, 18: 368-369.

Park KH，Cho OH，Jung M，et al，2014. Clinical characteristics and outcomes of hematogenous osteomyelitis caused by Gram-negative bacteria. J Infect, 69（1）: 42-50.

Peleg AY，Hooper DC，2010. Hospital-acquired infections due to Gram-negative bacteria. N Engl J Med, 362（19）: 1804-1813.

病例8
体重增加2年

患者，女性，30岁。

一、主诉

体重增加2年。

二、病史询问

（一）诊断思路及问诊目的

患者因"过度肥胖"来笔者所在医院寻求诊治。可导致肥胖的疾病有许多，首先考虑包括下丘脑疾病、库欣综合征、甲状腺功能减退等常见的内分泌系统疾病导致的继发性肥胖，但也不排除家族遗传、精神性疾病、营养过剩等导致的原发性肥胖。因此，问诊应围绕体重增加的起始期和进展情况。有无头部外伤、脑炎、脑肿瘤史，有无头痛、尿崩、溢乳、贪食及脑神经损害症状；有无高血糖、高血压、月经失调；有无肥胖家族史，有无性器官发育不全、智力低下、畸形；食欲及饮食习惯、精神状态、用药情况等，这些可协助诊断。

（二）问诊主要内容及目的

（1）体重增长的时期、速度，明确发病时间，帮助寻找可能的病因。若自幼肥胖，可考虑遗传性或单纯性肥胖。若为突然出现的体重增加，且进展速度快，常考虑为继发性肥胖。

（2）有无头痛、尿崩、溢乳、贪食及脑神经损害症状，以明确是否由下丘脑疾病导致的肥胖；有无高血糖、高血压、月经失调，帮助明确是否为库欣综合征；若食欲减退而体重增加并伴有乏力、嗜睡、记忆减退、畏寒，可考虑为甲状腺功能减退症。

（3）有无性器官发育不全、智力低下、畸形，有无家族遗传史，帮助明确是否为遗传性疾病导致的肥胖。

（4）是否长期服用某种药物，以排除药物性肥胖。

（5）精神状态如何，生活方式、饮食习惯有无改变，帮助明确是否有精神刺激或狂躁，是否有神经性贪食病引起的肥胖。

（三）问诊结果及思维提示

患者为青年女性，出生时 4.45kg，头位顺产，智力正常，身高在同龄孩子中较矮，一直肥胖。患者近 2 年体重增长 40kg 左右，饮食量无增加，1 年前无明显诱因出现双下肢、腹部脂肪堆积。自觉有活动后气短，休息后缓解，偶有头晕，无头痛。无反应迟钝、乏力，无怕冷少汗。婴儿期被诊断为先天性视神经萎缩，否认高血压病史、糖尿病病史。否认头部外伤史、头部疾病史，无特殊用药史。15 岁月经初潮，月经规律。家族中无内分泌疾病及遗传性疾病病史。精神睡眠可、二便正常。

> **思维提示**
>
> 通过问诊可以明确患者智力正常，有先天性视神经萎缩，无特殊用药史，精神状态正常，否认头部外伤史、头部疾病史，偶有头晕、无头痛，无内分泌疾病及遗传性疾病家族史。患者虽自出生起体重就较同龄人重，但近 2 年出现体重增长 40kg 左右，1 年前无明显诱因出现双下肢、腹部脂肪堆积，饮食量无明显增加。首先考虑常见内分泌相关疾病导致的肥胖，但患者不伴有反应迟钝、乏力，无怕冷少汗、多饮多尿、月经紊乱、血压增高等症状，应结合详细的体格检查和实验室检查进一步诊断。

三、体格检查

（一）重点检查内容及目的

测量患者身高、体重，计算体重指数（body mass index，BMI）。检查有无视野缺损和脑神经损害，帮助判断是否为下丘脑性肥胖。观察分布情况，诸如全身型、腹型、向心型、四肢型等，观察有无满月脸、多血质、面部痤疮，皮肤有无紫纹，帮助判断是否有皮质醇增多的可能。检查第二性征发育情况、生殖器有无发育障碍。

（二）体格检查结果及思维提示

T 36.9 ℃，P 102次/分，R 16次/分，BP 116/86mmHg，身高 150cm，体重 137kg，BMI 60.9kg/m²。智力正常，满月脸，重度肥胖，脂肪分布于腹部、臀部，双下肢脂肪堆积，皮肤粗糙，无紫纹、水牛背，无痤疮。第二性征发育正常、性器官发育正常。

思维提示

> 患者以重度肥胖为主要体征，脂肪分布于腹部及臀部、双下肢，皮肤粗糙。伴有满月脸、身材矮小。需要完善辅助检查协助诊断。

四、实验室检查和影像学检查

（一）初步检查内容及目的

考虑肥胖病因的多样性，需要进行系统全面的检查。完善血常规、尿常规、血脂、血糖、糖化血红蛋白、肝功能、肾功能、离子、24小时尿离子。完善相关激素水平测定包括高血压五项、性腺系列、甲状腺功能、胰岛素样生长因子-1、生长激素、胰岛素水平。完善垂体MRI明确有无占位性病变，完善心脏彩超、心电图、肝胆脾胰彩超明确有无靶器官损害，完善阴式彩超检查明确有无多囊卵巢。此外，患者有先天性视神经萎缩史，应完善视觉诱发电位检查。

（二）检查结果及思维提示

（1）血常规、肝功能、血脂、糖化血红蛋白无异常。血清尿酸685.6μmol/L（↑）（149～446μmol/L），Na^+162.1mmol/L（↑）（137～145mmol/L）、Cl^-121.2mmol/L（↑）（98～107mmol/L）、血糖7.02mmol/L（↑）（3.5～5.8mmol/L）。24小时尿离子：Ca^{2+} 1.26mmol/24h（↓）（2.5～7.5mmol/24h）、P 4.3mmol/24h（↓）（12～42mmol/24h）、Na^+ 116mmol/24h（↓）（130～260mmol/24h）、Cl^- 90mmol/24h（↓）（170～250mmol/24h）。

（2）患者性激素、高血压五项、甲状腺激素水平均正常。胰岛素样生长因子-1 68.3ng/ml（↓）（117～329ng/ml）、生长激素0.579ng/ml（0～10ng/ml）、血清胰岛素18.8μmol/L（↑）（2.3～11.8μmol/L）。

（3）患者多次复查离子，Na^+水平均升高，介于156.3～164.7mmol/L，Cl^-水平均升高，介于119.8～125.6mmol/L。完善禁水加压素试验明确是否存在尿崩症，禁水后患者尿比重无明显上升，注射垂体加压素后尿比重增加，从1.004升至1.010，考虑为中枢性尿崩症。

（4）垂体MRI无异常。

（5）心脏彩超、心电图无明显异常，肝胆脾胰彩超提示脂肪肝、轻度脾大。

（6）阴式彩超：子宫颈回声欠均匀。

（7）视觉诱发电位：双眼P100潜伏期延长，先天视网膜萎缩，双眼弱视（待除外）。

（8）全外显子组测序检测：ALMS1基因的纯合子变异，位于外显子1中的c.80_88del（pGlu27_Glu29del）突变，诊断为Alström综合征。

> **思维提示**
>
> 　　患者高血压五项结果正常，排除库欣综合征，甲状腺激素水平正常，排除甲状腺功能减退症，垂体MRI结果排除垂体瘤，性激素水平结合阴式彩超检查排除多囊卵巢综合征。患者多次复查离子，Na^+及Cl^-水平升高，肝、肾、心脏功能均正常，既往无头部肿瘤、外伤史、感染史，应明确是否存在尿崩症，禁水给予加压素后尿比重增加提示中枢性尿崩症。综合患者重度肥胖、先天视神经萎缩、高钠、高尿酸，胰岛素样生长因子-1、生长激素水平较低，血清胰岛素增加，考虑是否可能为基因突变引起的特殊疾病。完善基因检测结果提示ALMS1基因的纯合子变异，c.80_88del（pGlu27_Glu29del）突变。因此，综合患者临床表现、体格检查、实验室结果及基因检测结果，诊断为Alström综合征。

五、治疗方案

　　Alström综合征目前无特异性治疗，以对症治疗为主。患者以肥胖为主诉，目前支持减肥手术作为遗传性肥胖症治疗选择的证据有限。因此，不建议患者进行手术减重。针对患者肥胖及血糖升高给予二甲双胍0.5g/次，3次/日，口服，控制总热量的低脂饮食治疗，控制体重；针对尿崩症给予醋酸去氨加压素片0.05mg/d，口服。出院后定期在内分泌、心血管等门诊进行随访。

六、治疗效果

　　患者未进行复诊。

七、对本病例的思考

本病例以严重肥胖为典型临床表现，结合查体、实验室检查及影像学检查排除一些常见的内分泌系统疾病、精神性疾病。在诊疗过程中发现，患者还伴有中枢性尿崩症、高尿酸血症。考虑到这些症状的特殊性，将其与Bardet-Biedl综合征、Prader-Willi综合征、Alström综合征这一类染色体遗传病联系起来。综合患者实验室检查结果、先天性视力受损病史、智力正常、无多指（趾）畸形、无性腺发育异常，倾向于Alström综合征。外显子测序最终诊断为Alström综合征。Alström综合征于1959年首次描述，是一种罕见的常染色体隐性遗传病，由ALMS1基因突变引起。ALMS1基因位于2p13染色体上，编码一种由4169个氨基酸组成的蛋白质，这些氨基酸位于中枢神经、感光器、内分泌和泌尿生殖系统的原纤毛中心和基部。ALMS1功能丧失与原代纤毛形成、定位和维持缺陷有关。因此，它被归类为纤毛病。这使得Alström综合征的临床表现多样而复杂。被诊断这种疾病的患者可能会出现进行性视力丧失、感音神经性听力损失、肥胖、2型糖尿病、心肌病、肾损伤和多器官纤维化。因此，仔细思考、详细调查和必要的基因分析对确认Alström综合征的诊断至关重要。

（哈尔滨医科大学附属第一医院内分泌科　高昕媛　马雪菲）

参考文献

Alstrom C H，Hallgren B，Nilsson L B，1959. Retinal degeneration combined with obesity，diabetes mellitus and neurogenous deafness：a specific syndrome（not hitherto described）distinct from the Laurence-Moon-Bardet-Biedl syndrome：a clinical，endocrinological and genetic examination based on a large pedigree. Acta Psychiatr Neurol Scand Suppl，129：1-35.

Engle SE，Bansal R，Antonellis PJ，et al，2021. Cilia signaling and obesity. Semin Cell Dev Biol，110：43-50.

Hearn T，2019. ALMS1 and Alström syndrome：a recessive form of metabolic，neurosensory and cardiac deficits. J Mol Med（Berl），97（1）：1-17.

Hildebrandt F，Benzing T，Katsanis N，2011. Ciliopathies. N Engl J Med，364（16）：1533-1543.

Kaya A，Orbak Z，Cayir A，et al，2014. Combined occurrence of Alström syndrome and bronchiectasis. Pediatrics，133（3）：e780-e783.

Nudel J，Sanchez VM，2019. Surgical management of obesity. Metabolism，92：206-216.

Tahani N，Maffei P，Dollfus H，2022. Consensus clinical management guidelines for Alström syndrome. Orphanet J Rare Dis，15（1）：253.

Tsang SH，Aycinena ARP，Sharma T，2018. Ciliopathy：Alström syndrome. Adv Exp Med Biol，1085：179-180.

Vos N，Oussaada SM，Cooiman MI，2020. Bariatric surgery for monogenic non-syndromic and syndromic obesity disorders. Curr Diab Rep，20（9）：44.

病例9
上唇多毛、大量脱发3年

患者，女性，53岁，于2020年12月6日入院。

一、主诉

上唇多毛、大量脱发3年。

二、病史询问

（一）初步诊断思路及问诊目的

患者为中年女性，主要症状为上唇多毛、大量脱发。女性男性化临床表现多样，可出现脱发、多毛、嗓音低沉、痤疮、喉结突出、乳房萎缩、阴蒂肥大、月经稀发或闭经、不孕等。临床上女性高雄激素血症最为常见的病因为多囊卵巢综合征，其他病因包括先天性肾上腺皮质增生症、分泌雄激素的肾上腺肿瘤和卵巢肿瘤、卵泡膜细胞增殖症、过量摄入外源性雄激素等。不同年龄段女性的高雄激素血症病因分布有所不同。儿童青少年起病者，以性发育异常疾病（如经典型21-羟化酶缺陷症）更为多见；育龄期女性则以多囊卵巢综合征最常见，约占90%，其次为非经典型21-羟化酶缺陷症；妊娠期以生理性为主；绝经后女性高雄激素血症罕见，其中以多囊卵巢综合征、卵巢或肾上腺肿瘤、卵泡膜细胞增殖症为主。应详细问诊临床症状，院外就诊检查结果，这对疾病的分类诊断尤为重要，由此进行鉴别诊断。

（二）问诊主要内容及目的

（1）月经周期、经量、性功能是否有改变？结合患者的年龄，考虑患者属于继发性闭经。患者月经周期、月经量和性功能的变化往往提示体内性激素水平的改变。

（2）是否伴随女性男性化情况？女性男性化是雄激素过多的一种较严重的类型，提示体内合成睾酮速率高，表现为多毛、嗓音低沉、痤疮、喉结突出、乳房萎缩、肌肉量增加及阴蒂增大。当雄激素过多且持续存在时，可以观察到喉结突出与阴蒂增大，其更多见于分泌雄激素的肾上腺肿瘤和卵巢肿瘤。

（3）是否合并腹部不适或腹部肿物？分泌雄激素的肾上腺肿瘤或卵巢肿瘤可通过占位效应造成局部压迫症状，导致腹部不适或腹部隆起。

（4）院外是否行性激素的测定及妇科检查，以及相对应的治疗，疗效如何？结合症状和检验结果及院外的治疗经验有助于明确诊断。

（5）育龄女性，注意婚育和月经史，既往月经是否规律？若既往月经规律和婚育，基本可以除外先天性肾上腺皮质增生症造成的假两性畸形或性功能异常。

（6）是否应用外源性雄激素类药物？除外药物性因素造成的女性男性化。

（三）问诊结果及思维提示

（1）患者女性，53岁。足月顺产出生，出生时为女性，外生殖器无异常。

（2）上唇多毛、大量脱发3年。无声音改变，头发稀疏，全身毳毛无增多，上唇出现胡须，无阴毛增多及喉结突出、阴蒂肥大。无皮肤油脂分泌旺盛，颜面部、胸背部未见痤疮。无怕热、多汗、溢乳、恶心和呕吐等症状。

（3）曾多次就诊于省内三甲医院，多次查性激素。睾酮升高，均大于500ng/dl（0 ～ 82.0ng/dl），肾上腺CT及多次盆腔彩超正常。

（4）个人史：足月顺产出生，出生时为女性，外生殖器无异常。

（5）月经史：13岁月经初潮，周期30天，43岁绝经。

（6）婚育史：27岁结婚，子女健康。

（7）既往史：糖尿病病史2年（胰岛素治疗），腰椎间盘突出症术后6年，无长期口服药物史。

（8）家族史：否认遗传疾病及传染病家族史。

思维提示

　　患者为中年女性，主要症状为上唇多毛、大量脱发，无典型的男性化表型喉结突出和阴蒂肥大。院外性激素检查有显著的睾酮升高，若女性血清睾酮超过6.9nmol/L（200ng/dl），通常表明由卵巢或肾上腺肿瘤分泌雄激素造成。一般来讲，肿瘤性疾病引起的高雄激素血症更为严重，表现为睾酮水平更高，疾病进展更快。还可有肿瘤相关的其他表现，如肾上腺皮质癌可引起水肿、感染、水电解质紊乱等。但两类疾病的临床表现有所重叠，因此单纯根据睾酮水平鉴别两者并不准确。有研究提示，绝经后女性总睾酮≥4.9nmol/L（1.4ng/ml），或卵泡刺激素（FSH）≤35U/L提示肿瘤性疾病，但敏感性和特异性并不理想。应详细问诊临床症状及院外就诊检查结果，这对疾病的分类诊断尤为重要，由此进行鉴别诊断。

三、体格检查

（一）重点检查内容及目的

注意患者毛发及体毛分布情况，进行Ferriman-Gallwey评分，评分≥8分提示多毛。是否有痤疮、喉结突出、肌肉量增加。妇科检查注意阴道是否通畅，除外生殖道阻塞造成的继发性闭经。阴蒂的测量是女性男性化定量的客观指标，阴蒂长度＞10mm视为异常。因阴蒂长度变化相当大，阴蒂直径的增加是更为敏感的指标，阴蒂头基底部直径的正常值应＜7mm。注意患者是否存在外生殖器畸形，除外先天性肾上腺皮质增生症。

（二）体格检查结果及思维提示

T 36.2℃，P 80次/分，R 18次/分，BP 120/80mmHg，身高158cm，体重66kg，BMI 26.4kg/m²。神清语利，无声音低粗，查体合作。口周多毛，头发稀疏，额顶部脱发严重，无全身体毛增多，Ferriman-Gallwey评分4分。无多血质面容、满月脸、水牛背，无痤疮、紫纹。乳房发育正常，无溢乳；双侧乳房Ⅴ期。双肺呼吸音清，心律齐，腹软，无压痛。女性外阴及生殖器发育正常。

思维提示

患者上唇多毛、大量脱发，无喉结突出和阴蒂肥大等典型男性化表现。成年女性高雄激素血症根据性激素来源可分为外源性和内源性。结合患者病程较长，否认长期应用雄激素类药物（如睾酮、脱氢表雄酮、达那唑等），可以除外外源性高雄激素血症，考虑为内源性高雄激素血症。内源性高雄激素血症又可分为肾上腺来源和性腺来源。

（1）肾上腺来源高雄激素血症：主要以肾上腺肿瘤为主，包括肾上腺皮质的良、恶性肿瘤，各种原因导致的ACTH分泌过多（如ACTH依赖性库欣综合征、糖皮质激素抵抗、先天性肾上腺皮质增生症等）。肾上腺皮质肿瘤引起的高雄激素血症以肾上腺皮质癌为主，绝大多数病例同时合并皮质醇增多症，并可通过CT、MRI等影像学检查发现肾上腺巨大富血供占位，而单纯分泌雄激素的肾上腺良、恶性肿瘤罕见。结合此患者库欣综合征定性检查显示皮质醇和ACTH正常，肾上腺CT未见异常，可以除外肾上腺肿瘤导致的高雄激素血症。糖皮质激素抵抗罕见，可以有早发盐皮质激素增多（高血压、低血钾、代谢性碱中毒）和雄激素增多的表现，但生化改变有皮质醇增多，小剂量地塞米松抑制试验不被抑制，因此可除外；非经典型21-羟化酶缺陷症无典型的皮质醇分泌不足症状，生化改变可以不典型，患者多无明显症状，可表现为不同程度的高雄激素血症，也可仅表现为生长加速和骨龄的快速增长。

（2）性腺来源高雄激素血症：以多囊卵巢综合征最为多见。多囊卵巢综合征是异质性很强的疾病，其三大主症包括稀发排卵或无排卵、临床或生化高雄激素血症和超声下多囊卵巢样形态（PCOM），此患者符合前两条，根据目前较为公认的鹿特丹诊断标准，PCOM并非诊断必需，因此达到了多囊卵巢综合征的诊断标准。此外，患者还有肥胖、胰岛素抵抗等代谢综合征的表现，近期高雄激素症状的加重与体重增加也是平行的，都指向多囊卵巢综合征。但是诊断多囊卵巢综合征需要除外其他疾病，此患者总睾酮已达到或接近成年男性的水平，是难以用多囊卵巢综合征〔通常睾酮＜5.2nmol/L（1.5ng/ml）〕来解释的。卵泡膜细胞增殖症基本见于绝经后女性，与胰岛素抵抗存在一定联系，有的学者认为其是多囊卵巢综合征的严重形式，睾酮较多囊卵巢综合征更高，双侧卵巢对称性增大（较绝经后女性增大，与育龄期女性相当），诊断依赖于病理所见巢样黄素化泡沫细胞。在育龄期女性也有个案报道，但均为临床诊断，缺少确切病理学证据。引起高雄激素血症的卵巢肿瘤主要为性索间质肿瘤。

四、实验室和影像学检查

（一）初步检查内容及目的

1.血常规检查　高雄激素血症可促进红细胞生成，应明确红细胞数量和血红蛋白浓度。

2.血尿电解质　部分先天性肾上腺皮质增生症可引起血尿电解质水平的变化。

3.肾上腺皮质功能　可排除先天性肾上腺皮质增生症。

4.甲状腺功能和性激素测定　行游离甲状腺功能检查，以除外甲状腺功能异常造成的多毛。

5.性激素测定　评估性腺功能。

6.盆腔彩超和CT　除外妇科肿瘤。

7.肾上腺CT　除外肾上腺肿瘤或者先天性肾上腺皮质增生症造成的肾上腺形态学变化。

（二）检查结果及思维提示

（1）性激素：睾酮852.25ng/dl（↑↑）（0～82ng/dl），雌二醇99.0pg/ml（↑）（0～94pg/ml），FSH 0.3ng/ml（↓）（21.7～153.0ng/ml），黄体生成素（LH）0.00ng/ml（↓）（0～24ng/ml），催乳素（PRL，又称泌乳素）22.2ng/ml（4.9～40ng/ml）。

（2）血尿常规：正常。

（3）生化系列：血糖：8.2mmol/L，余项正常。

（4）肾上腺皮质激素：皮质醇457.9nmol/L（171～536nmol/L），醛固酮236pg/ml（68～296pg/ml）。

（5）ACTH：16.2pg/ml（0～46pg/ml）。

（6）甲状腺功能：正常。

（7）肿瘤标志物：正常。

（8）盆腔彩超：子宫肌壁结节，宫内节育器，子宫颈回声欠均。

（9）肾上腺CT：未见异常。

（10）肺部CT：未见异常。

（11）腹部超声：未见异常。

（12）盆腔CT：子宫旁低密度多发结节。

思维提示

女性雄激素主要组织来源有3个部位。①卵巢：卵巢中的卵泡膜细胞、卵泡膜黄体细胞和间质细胞均有合成雄激素的功能。②肾上腺：主要在网状带合成雄激素，束状带亦有少量合成能力。③外周组织转化：肝、肺、肌肉、脂肪和毛囊皮脂腺可以将雄烯二酮和脱氢表雄酮转化为睾酮。在绝经前的妇女体内，25%的睾酮来自卵巢，25%的睾酮来自肾上腺，剩下50%由雄激素原或底物在脂肪、肌肉等组织和器官中被转化为睾酮而发挥作用。一般情况下，40岁以后女性睾酮水平开始下降，卵巢产生的雄激素比例上升至50%，而肾上腺则下降至10%。

本患者睾酮是正常女性上限的10倍，LH和FSH受反馈性抑制。盆腔彩超示子宫肌壁结节，宫内节育器，子宫颈回声欠均。盆腔CT示子宫旁低密度多发结节。肾上腺皮质功能和肾上腺CT检查未见异常，提示患者有雄激素分泌功能的卵巢肿瘤致病可能。引起高雄激素血症的卵巢肿瘤主要为性索间质肿瘤，病理类型包括颗粒细胞瘤、间质细胞瘤（Leydig细胞瘤）、支持细胞瘤（Sertoli细胞瘤）、男性母细胞瘤（卵巢含睾丸细胞瘤，Sertoli-Leydig细胞瘤）、门细胞瘤等，除颗粒细胞瘤之外均较罕见。其中，颗粒细胞瘤主要分泌雌激素，少数也可同时分泌雄激素，而其他类型的肿瘤均以分泌雄激素为主。此患者术前经阴道B超、盆腔CT和MRI均未见到卵巢占位。但鉴于此类肿瘤体积可以很小，因此上述影像学检查阴性仍然不能除外。FDG-PET/CT在筛查肿瘤方面可能有更高的敏感性。

五、治疗方案及理由

（一）治疗方案

手术治疗。术中病理诊断（2021年1月13日）：右侧附件考虑为性索间质肿瘤，低度恶性（图9-1）。病理诊断报告（2021年1月20日）：性索间质肿瘤，考虑Leydig细胞瘤。淋巴结无转移。

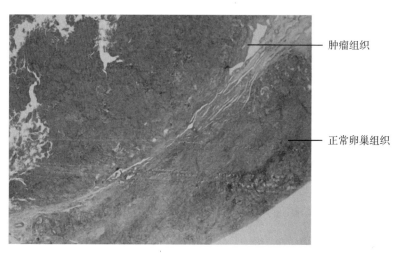

图9-1　术中病理诊断：右侧卵巢（HE染色，低倍镜）

（二）理由

目前，妇科肿瘤影像学的常用方法如下。①卵巢肿瘤早期阶段仅仅表现出分子与细胞水平变化，组织结构尚无变化，但超声对软组织的辨识度较低，约有20%的患者依靠超声检查不能确诊；②64排螺旋CT分辨率高，直观性强，且可实现快速连续扫描，全面、准确分析肿瘤生长状况，提高妇科肿瘤诊断率；③MRI诊断有多平面、多方位、多序列、多参数成像的优点，对软组织具有较好的分辨率，可以补足超声检查与CT检查的不足之处，极大地提高了诊断准确率。

六、治疗效果及思维提示

术后6个月头顶毛发明显增多（图9-2，图9-3），口周多毛现象改善。睾酮水平降至正常水平30ng/dl（0～82ng/dl）。

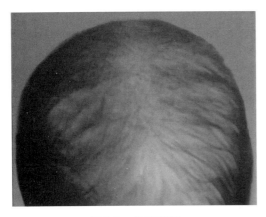

图9-2 住院期间

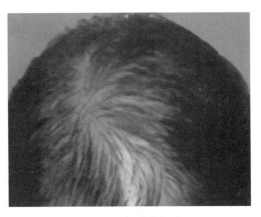

图9-3 出院半年后

思维提示

本例为中年女性，既往生长、发育正常，曾有正常月经周期。近3年出现上唇多毛、大量脱发，血清睾酮较正常范围升高10倍左右，故女性男性化（高雄激素血症诊断明确）。引起高雄激素血症的疾病主要包括：①多囊卵巢综合征；②先天性肾上腺皮质增生；③肾上腺肿瘤；④卵巢肿瘤；⑤库欣综合征；⑥卵巢泡膜细胞增生症。其中，多囊卵巢综合征患者约占高雄激素血症患者的95%，但多发于15～25岁的年轻女性，雄激素呈轻至中度升高，除多毛、痤疮外，男性化表现罕见，与本例特点不符。先天性肾上腺皮质增生，以21-羟化酶缺乏最为常见，占高雄激素患者总数的1%～2%。该病为常染色体隐性遗传，因残存酶活性的不同，其临床表现呈现不同严重程度，可分为失盐型、单纯男性化型及非经典型，发病年龄亦可从胚胎时期到成年后。但本例患者既往有正常月经来潮，为继发性闭经；血清ACTH、皮质醇均在正常范围，先天性肾上腺皮质增生亦可初步排除。库欣综合征和肾上腺肿瘤患者约各占高雄激素患者总数的不足1%。本例患者临床上并无多血质貌、向心性肥胖或皮肤紫纹等症状、体征，生化检查血清皮质醇、ACTH节律正常，故库欣综合征亦可除外。分泌雄激素的肾上腺肿瘤亦可导致严重的高雄激素血症，患者肾上腺CT正常，故雄激素来源于肾上腺的可能性基本排除。卵巢肿瘤，包括数种亚型的性索-间质细胞肿瘤和泡膜细胞增生症分别占高雄激素患者总数的不足1%，本例患者临床上不能除外，盆腔CT显示子宫旁低密度多发结节。综上，术前病因诊断主要考虑卵巢性索间质肿瘤和卵泡膜细胞增殖症。一般而言，卵巢肿瘤患者的睾酮水平更高，促性腺激素（LH、FSH）相对低，病情进展更快，但两者在临床表现上有一定交叉，鉴别诊断存在困难，最终明确依赖于手术病理。此患者最终接受了双侧附件切除手术，明确诊断为右卵巢Leydig细胞瘤。腹腔镜下双侧卵巢大体形态基本正常，直至切开卵巢才能发现不足1cm大小的肿瘤病灶，最终明确诊断，病情缓解。

最终诊断为右卵巢Leydig细胞瘤，2型糖尿病。

七、对本病例的思考

正常女性雄激素75%来自卵巢，25%来自肾上腺。女性体内具有生物活性的雄激素包括睾酮、双氢睾酮等水平升高或活性增强会导致女性雄激素增多症。其临床表现多样，皮肤的表现多为多毛、皮脂分泌增加或痤疮。当血中雄激素达一定水平时，则出现男性化表现，如声音低沉、乳房缩小、肌肉增强、喉结突出、颞部脱发、阴蒂增大、闭经等。一般女性高雄激素血症最常见的病因是多囊卵巢综合征，约占70%，其他病因包括先天性肾上腺皮质增生及分泌雄激素的卵巢肿瘤、分泌雄激素的肾上腺肿瘤、库欣综合征、卵泡膜细胞增殖症等。另外，可能由药物如外源性雄激素摄入过量引起。分泌雄激素的肾上腺肿瘤及卵巢肿瘤在临床上非常罕见。

性索间质肿瘤是卵巢肿瘤中的少见类型，占所有卵果肿瘤的5%～8%。其中颗粒细胞瘤相对常见，占所有卵巢肿瘤的2%～3%，好发于40～70岁女性，70%以分泌雌激素为主，仅有10%分泌雄激素。其他少见类型包括Sertoli细胞瘤、Leydig细胞瘤，以绝经后女性多发，但在儿童也有报道，以分泌雄激素为主。总体上，性索间质肿瘤的恶性潜能较低，通常为单侧卵巢受累。Leydig细胞瘤临床上罕见，文献报道该组肿瘤在全部卵巢肿瘤中不到0.1%，最常见且最具特征性的临床表现是高雄激素所导致的男性化。该类肿瘤一般体积较小，多位于卵巢内或卵巢门部位，给术前影像学检查和术中发现肿瘤带来了一定困难。本例患者也具有这一特点，这可能是术前彩超诊断失败的原因。

对于怀疑卵巢肿瘤的患者，首选超声作为筛查，其具有经济、方便、无电离辐射等优势，同时可评估子宫内膜情况。经阴道超声较经腹超声具有更好的成像效果。除盆腔超声外，盆腔CT、MRI及PET-CT等影像学检查有助于肿瘤定位。选择性静脉取血的失败率较高，准确性欠佳。对于上述影像学检查仍然未能明确，但高度怀疑卵巢肿瘤的患者，可能需要手术探查才能明确诊断。

女性高雄激素血症病因复杂，临床误诊率、漏诊率高，其诊断的关键在于明确雄激素的来源和病因，排除外源性因素。根据病史特点、雄激素升高的种类及水平、相关激素和影像学检查等予以鉴别，必要时进行卵巢活检或者基因学检测。卵巢肿瘤诊断依据为肿瘤特有的病理形态，临床内分泌紊乱和激素水平异常仅能作为参考，发现占位应积极完善病理检查。临床上对于女性高雄激素血症患者应当慎思明辨，考虑全面，诊断准确、明确后及时治疗，并遵循个体化原则。

（哈尔滨医科大学附属第一医院内分泌科　苏　颖　耿冠男）

参考文献

Cheng CW, ElSahwi K, Borowsky ME, 2022. Sex cord stromal tumor presenting with hair loss in postmenopausal women. Int J Gynaecol Obstet, 159（1）：313-315.

Khalloufi C, Joudar I, Kanas A, et al, 2023. Ovarian Sertoli-Leydig tumor：a tricky tumor case report. Int J Surg Case Rep, 105：108043.

Liao BY, Qi XY, Yun CY, et al, 2022. Effects of androgen excess-related metabolic disturbances on granulosa cell function and follicular development. Front Endocrinol（Lausanne）, 13：815968.

Liu GY, Liu WF, Ma JB, et al, 2023. Ovarian Sertoli-Leydig cell tumor：a case report. Asian J Surg, 46（2）：998-999.

Rojewska P, Meczekalski B, Bala G, et al, 2022. From diagnosis to treatment of androgen-secreting ovarian tumors：a practical approach. Gynecol Endocrinol, 38（7）：537-542.

Sumanatilleke M, de Silva NL, Ranaweera G, 2022. Postmenopausal hyperandrogenism due to an ovarian sex cord-stromal tumour causing elevated dehydroepiandrosterone sulphate：a case report. BMC Womens Health, 22（1）：297.

Suturina LV, Sharifulin EM, Sharifulin MA, et al, 2022. The Leydig steroid cell tumor in a postmenopausal woman with clinical and biochemical hyperandrogenism：a case report. Metabolites, 12（7）：620.

Tian C, Li XD, Fu ZJ, et al, 2022. Ultrasound examination assisted clinical diagnosis of Leydig cell tumor of ovary：an extremely rare case report. Medicine（Baltimore）, 101（52）：e32451.

Wang WH, Zheng CB, Gao JN, et al, 2022. Systematic review and meta-analysis of imaging differential diagnosis of benign and malignant ovarian tumors. Gland Surg, 11（2）：330-340.

Zhang J, Zhang Y, Guo YM, 2023. Combination of clinical and MRI features in diagnosing ovarian granulosa cell tumor：a comparison with other ovarian sex cord-gonadal stromal tumors. Eur J Radiol, 158：110593.

病例 10

发现血糖升高 10 年，右眼视物不见 1 个月

患者，女性，56岁，于2021年4月6日入院。

一、主诉

发现血糖升高10年，右眼视物不见1月余。

二、病史询问

（一）诊断思路及问诊目的

患者为中年女性，明确血糖升高病史10年，右眼视物不见1月余。按常见病优先考虑的原则，患者视物不见首先考虑糖尿病常见并发症，如糖尿病视网膜病变、中央动脉或静脉阻塞等，同时也不能忽视糖尿病免疫力相对低下可能合并的眼部感染。因此问诊首先围绕引起视物不见疾病的主要症状及特点、伴随症状及治疗效果等问题展开，并询问视物不见起病时间、起病缓急情况、诱因，有无眼痛、畏光流泪及视力变化情况等伴随症状，相关治疗及效果等。另外，对糖尿病相关的如发病初期是否有多饮、多食、多尿及体重减轻等糖尿病常见临床表现展开询问，并询问有无糖尿病急性并发症，同时兼顾有无下肢水肿、泡沫尿、皮肤瘙痒、肢体麻木发凉等慢性并发症的表现。此外，应关注患者既往疾病史、个人史等信息，以提供诊断线索。

（二）问诊主要内容及目的

（1）发现血糖升高的时间，诱因及升高程度。

（2）有哪些血糖升高的伴随症状，如多饮、多食、多尿及体重减轻等。

（3）是否发生酮症酸中毒，诱因及症状。

（4）患者入院时即可见右眼球结膜混合性充血，前房被黄白色脓汁充满，角膜变白，瞳孔不见，眼部感染较明确。询问患者眼部感染进展特点、何时发病、有无诱因、有无眼痛、畏光流泪及视力情况等伴随症状等，此外需要询问患者是

否存在全身感染可能的伴随症状，如咳嗽、咳痰、腹痛、腹泻、尿频、尿急、尿痛等。

（5）患者入院前的检查和治疗情况，通过了解外院检查异常的指向和治疗过程，可以更有针对性地进行下一步检查，并做出鉴别诊断。

（6）详细询问既往病史、个人史、家族史，可为疾病的诊断提供有价值的线索。询问患者有无发热，有无结核、梅毒等病史，有无自身免疫性疾病史，有无眼部外伤或手术史等。

此患者有前期检查，初步诊断较明确，问诊思路清晰，分两个层次。首先，患者眼内感染是否成立，能否解释患者的不适症状。其次，若眼内感染诊断成立，其可能的病因是什么，从而可做出鉴别诊断，提出进一步需要进行的检查。

（三）问诊结果及思维提示

患者10年前无明显诱因出现口渴、多饮、多尿、乏力，测空腹血糖16mmol/L，诊断为"糖尿病"。曾应用二甲双胍、磺脲类药物以及精蛋白重组人胰岛素混合注射液70/30等降糖药治疗，平时血糖疏于监测，偶测空腹血糖10～14mmol/L，餐后2小时血糖最高25mmol/L。3个月前无明显诱因出现间断发热，体温最高38℃，自行口服解热药物治疗，4天后体温恢复正常，其间无明显咳嗽、咳痰、腹痛、腹泻、尿频、尿急、尿痛等症状。2个月前突发右眼视物不清，伴结膜充血，并伴有眼痛及头痛。于当地医院查体示右眼视力为光感，球结膜充血，前房积脓，眼底窥不清。眼B超示双眼玻璃体混浊（右眼出血？），右眼球后壁稍强回声（机化条？），诊断为右眼葡萄膜炎。给予结膜下注射地塞米松0.5ml＋利多卡因4mg，外用普拉洛芬眼药水、硫酸阿托品眼用凝胶，口服头孢泊肟酯等治疗后右眼视物不清及眼痛无明显缓解，且逐渐加重。1个月前再次于当地医院就诊，右眼视力丧失，无光感，前房积脓蔓延扩大，角膜晶状体虹膜粘连，眼底窥不清。眼B超示双眼晶状体混浊，右眼玻璃体混浊（出血机化？），右眼眼球壁增厚，因右眼已无光感，眼科建议行右眼内容物摘除术。现为求调整血糖达标后行右眼内容物摘除术就诊于笔者所在医院。初步考虑为2型糖尿病右眼眼内炎。患者既往冠心病病史6年，无结核、肝炎病史，无眼部外伤及手术史，个人史无特殊。父亲、母亲已故，家族中无糖尿病病史。

思维提示

通过问诊可明确患者糖尿病病史10年，2个月前突发右眼视物不清、结膜充血，并伴有眼痛及头痛，入院时右眼前节照相（图10-1），可见右眼球结膜混合性充血，前房被黄白色脓汁充满，角膜变白，瞳孔不见；患者眼部B超（图10-2）显示双眼玻璃体混浊，右眼积脓。通过眼部相关检查可初步诊断为眼内炎。

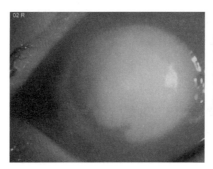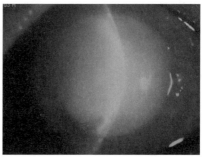

图10-1　右眼前节照相

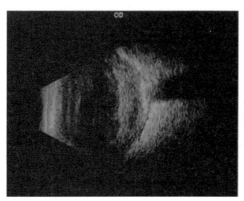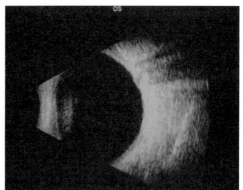

图10-2　眼部B超

思维提示

　　眼内炎通常指细菌或真菌进入眼内累及玻璃体和（或）房水的感染性炎症，是一种可导致视力下降甚至丧失的严重的眼部感染性疾病，可以造成眼组织的毁灭性损害，是严重的眼科急症。根据其感染源的来源可分为外源性和内源性眼内炎。通过眼部开放伤口如眼球贯通伤、内眼手术、角膜溃疡穿孔等使致病菌直接进入眼组织导致的感染性炎症称为外源性眼内炎；病原微生物由远距离病灶播散穿过血眼屏障进入眼组织导致的感染性炎症称为内源性眼内炎，又称转移性眼内炎。此患者并无眼部外伤或手术史，故考虑为内源性眼内炎，但需要进一步确诊并寻找感染原因。

三、体格检查

（一）重点检查内容及目的

　　眼内炎临床表现可有眼痛、视力下降、畏光流泪等刺激症状。临床体征包括眼睑红肿、眼球压痛、球结膜充血及水肿、角膜基质水肿、后弹力层皱褶、角膜后沉着、前房闪辉或积脓、瞳孔传入阻滞等炎症表现，需要重点检查。

（二）体格检查结果

T 36.2℃，P 90次/分，R 16次/分，BP131/79mmHg，发育正常，营养中等，神志清醒，反应良好。甲状腺无肿大，双肺呼吸音清。心率90次/分，心律齐，无杂音。腹部及神经科查体未见异常。眼部检查：右眼裸眼视力无光感，左眼裸眼视力0.5。右眼眼睑轻度肿胀，无内外翻及倒睫，泪器无压痛，右眼结膜混合充血，角膜黄白色混浊，前房积脓，瞳孔窥不见，光反射（－），余全窥不清；左眼眼睑无肿胀，无内外翻及倒睫，泪器无压痛，左眼结膜无充血，巩膜无压痛、黄染，角膜透明，前房常深，瞳孔圆，$d \approx 3mm$，光反射（＋），虹膜纹理清，晶状体不均匀混浊，玻璃体混浊，眼底隐见视盘界清，血管走行轻度迂曲，视网膜平伏，黄斑光反射（＋）。

四、实验室和影像学检查

（一）初步检查内容及目的

首先为患者完善眼部相关检查——前节照相、眼部B超、眼底、眼眶CT检查，其次需要进一步完善导致其眼部感染原因的相关检查。

（二）检查结果及思维提示

（1）右眼前节照相（图10-1）：右眼球结膜混合性充血，前房被黄白色脓汁充满，角膜变白，瞳孔不见。

（2）眼部B超（图10-2）：双眼玻璃体混浊（右眼积脓？）。

（3）因患者前房积脓严重，眼底显示不清，眼底相关检查无法顺利进行。

（4）眼眶CT：右眼球轻度变小、密度不均匀增高，右侧晶状体密度减低（图10-3）。

（5）血常规：白细胞4.72×10^9/L，中性粒细胞百分比53.64%，血红蛋白132g/L，血小板165.4×10^9/L。尿、便常规：正常。血糖6.58mmol/L。肝、肾功能，血脂：正常。凝血系列：正常。红细胞沉降率、C反应蛋白、降钙素原：正常。

（6）梅毒螺旋体抗体＋HIV抗原/

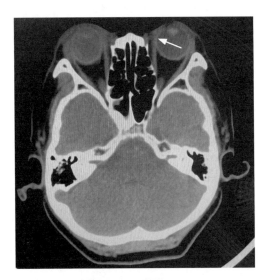

图10-3 眼眶CT

抗体：阴性。肝炎系列：阴性。结明试验：阴性。TORCH-IgM＋TORCH-IgG：阴性。风湿系列：阴性。抗核抗体系列：阴性。抗中性粒细胞胞质抗体：阴性。血细菌、真菌＋念珠菌培养：阴性。尿细菌、真菌＋念珠菌培养：阴性。

（7）心电图：正常。肺部CT：肺部微小结节。肝胆脾胰彩超：脂肪肝。双肾膀胱输尿管彩超：未见显著特征性改变。心脏彩超：左心室舒张功能障碍Ⅰ级。

思维提示

为寻找引发内源性眼内炎的感染来源，此患者详细排查肺部、心脏、腹部、泌尿系统等易发生感染的组织器官以及结核、肝炎、梅毒、HIV、风湿等可引发全身感染的疾病，并行血、尿细菌及真菌培养（均未见异常）。有研究表明，只有57%的细菌性内源性眼内炎患者会出现全身症状，故此例患者的眼部感染很可能为全身感染的首发表现。而其血细菌、真菌培养，尿细菌、真菌培养均为阴性，考虑与患者近2个月持续口服头孢类抗生素有关。

（三）进一步检查安排、检查结果及思维提示

1.检查安排　因患者眼内感染严重，右眼视力已完全丧失，为防止患者局部感染波及全身，故入院给予胰岛素泵强化降糖治疗，调整血糖达标后于眼科行右眼内容物摘除术（图10-4）。术中取右眼内容物组织行病理检查，右眼内容物脓汁细菌、真菌培养，同时行病原微生物宏基因组高通量测序。

2.检查结果

（1）右眼内容物行病理检查：镜下见纤维组织增生，炎细胞浸润。病理诊断为纤维组织增生，慢性炎症伴急性炎，肉芽组织。

（2）眼内脓汁细菌、真菌培养均为阴性，但病原微生物宏基因组高通量测序检测出肺炎克雷伯菌，且检出相对丰度达97.315%。

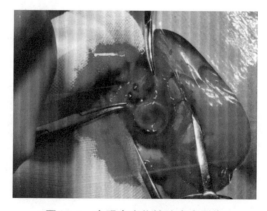

图10-4　右眼内容物摘除术中影像

思维提示

患者眼内脓汁细菌、真菌培养均为阴性，但病原微生物宏基因组高通量测序检测出肺炎克雷伯菌，究其原因在于传统的病原微生物培养分离检查法在敏感性、特异性、时效性、信息量等方面均存在局限，而且对于未知或者罕见等病原微生物无法快速识别。宏基因组高通量测序技术不依赖传统微生物培养，直接对临床样本中的核酸进行高通量测序，然后与数据库进行比对分析，根据比对的序列信息来判断样本包含的病原微生物种类，能够快速、客观地检测临床样本中的较多病原微生物（包括病毒、细菌、真菌、寄生虫），且无须特异性扩增。因此，2021年《宏基因组高通量测序技术应用于感染性疾病病原检测中国专家共识》中明确指出，疑似局部感染，病原学诊断未明确、不及时处理则后果严重（危及生命或导致局部功能不可逆性丧失）时，考虑常规检测的同时或在其基础上开展宏基因组高通量测序技术，如眼部（角膜炎/溃疡、眼内炎、急性视网膜坏死等）、鼻部、耳部、喉部感染、糖尿病足、外伤累及深部组织等情况。本例患者即脓汁培养结果阴性，而病原微生物宏基因检测出肺炎克雷伯菌，且检出相对丰度高达97.315%，充分体现了宏基因组高通量测序技术的先进性。

有研究表明，在亚洲地区60%以上内源性眼内炎为肺炎克雷伯菌所致，内源性肺炎克雷伯菌性眼内炎不具有特征性表现，通常可表现为前房积脓、玻璃体大量混浊、视网膜苍白、视盘苍白、黄斑梗死或水肿、视网膜血管广泛闭塞等。因肺炎克雷伯菌侵袭性毒性均较强，故而内源性肺炎克雷伯菌性眼内炎患者预后更差，有高达47.4%的患者被迫行眼球摘除或眼内容物剜除。此例患者病情进展迅速，感染严重，最终导致眼球摘除，这一过程也符合内源性肺炎克雷伯菌性眼内炎特点。

五、治疗方案及理由

因患者眼内感染严重，右眼视力已完全丧失，为防止患者局部感染波及全身，故入院给予胰岛素泵强化降糖、抗炎对症治疗，调整血糖达标后于眼科行右眼内容物摘除术。

六、治疗效果

患者经右眼内容物摘除术后眼内感染治愈，6个月后安装义眼。

七、对本病例的思考

眼内炎是一种可导致视力急剧下降甚至丧失的严重的眼部感染性疾病，可以造成眼组织的毁灭性损害，是严重的眼科急症。糖尿病患者最易并发内源性眼内炎，随着糖尿病患病率不断增加，对于病程比较长、血糖控制不良的糖尿病患者，应重视和加强对糖尿病合并症，特别是合并感染性疾病复杂性和多样性的认识。糖尿病并发感染应及时发现和治疗，即便轻微的感染亦不可忽视，严格控制血糖为首要措施，也是预防感染性疾病的关键。

内源性眼内炎患者早期眼部症状并无特异性，与虹膜睫状体炎、葡萄膜炎及视网膜坏死综合征等疾病的表现甚为相似，早期诊断率普遍较低，所以早期诊断是关键。当糖尿病患者眼部出现红、肿、痛伴视力下降，眼科检查提示葡萄膜炎阳性体征时，应高度警惕眼内炎的可能。内源性眼内炎的疗效取决于早诊断、早治疗，临床一旦怀疑内源性眼内炎，应当立即施行有效的抗感染治疗，并根据药物敏感试验结果，及时调整抗生素的种类，制订个性化治疗方案，争取良好预后。

（哈尔滨医科大学附属第一医院内分泌科　李新宇　郝　明）

参考文献

中华医学会检验医学分会临床微生物学组，中华医学会微生物学与免疫学分会临床微生物学组，中国医疗保健国际交流促进会临床微生物与感染分会，2021. 宏基因组高通量测序技术应用于感染性疾病原检测中国专家共识. 中华检验医学杂志，44（2）：107-120.

Danielescu C，Anton N，Stanca HT，et al，2020. Endogenous endophthalmitis：a review of case series published between 2011 and 2020. J Ophthalmol，2020：8869590.

Lee JH，Kim HS，Byeon SH，et al，2022. Clinical characteristics of endogenous Klebsiella pneumoniae endophthalmitis：a 13-year experience. Int Ophthalmol，42（8）：2533-2539.

Relhan N，Forster RK，Flynn HW Jr，2018. Endophthalmitis：then and now. Am J Ophthalmol，187：xx-xxvii.

Yang GY，Huang X，Jiang SM，et al，2020. Endogenous endophthalmitis caused by Klebsiella pneumoniae：a ten-year retrospective study in Western China. Ophthalmic Res，63（5）：507-516.

病例11
间断头痛、口渴、多饮、眼胀20天

患者，男性，31岁，2019年8月15日入院。

一、主诉

间断头痛、口渴、多饮、眼胀20天。

二、病史询问

（一）问诊要求

此患者由门诊收入病房，在门诊已完善垂体-甲状腺轴，垂体-肾上腺皮质轴，垂体-性腺轴内分泌功能检查及垂体平扫MRI检查，初步考虑垂体功能减退症，垂体瘤诊断思路比较明确。主要围绕垂体功能减退、垂体激素水平低下所导致的症状和肿瘤压迫占位效应所致症状进行问诊，并注意与其他鞍区占位性病变鉴别，如垂体炎、垂体脓肿、拉克（Rathke）囊肿等。

（二）问诊主要内容及目的

（1）患者主要不适、何时发病、有无诱因、伴随症状、阴性症状：此为问诊主要线索，有时垂体功能减退症患者起病时症状不典型，仅表现为乏力、周身不适、精神体力下降，而往往在感染、劳累等应激因素后症状加重，变得明显，其主要表现为乏力、食欲减退、恶心、呕吐、腹泻、体力下降、畏寒、便秘、体毛脱落、性欲减退、性功能减退等。另外，患者有无神经垂体受累的症状，如多饮、口渴、多尿。患者入院时垂体平扫MRI已提示鞍区占位病变，考虑垂体瘤可能。对于垂体瘤患者，可分为有激素分泌功能者和无激素分泌功能者，问诊需要明确有无激素分泌增多症状，如生长激素分泌过多导致的容貌改变、手足增大等。催乳素瘤可致泌乳、性腺功能减退等。促甲状腺激素瘤可致多食、易怒、体重减轻、心悸等。ACTH增多可致满月脸、多血质、水牛背、皮肤紫纹等。而且，需要明确有无占位导致的压迫症状，尤其对于占位病变较大者，需要明确患者有无视力、视野变化及有无头痛等颅内压增高表现，如肿瘤侵及海绵窦可导致动眼神经麻痹等。

（2）患者就诊过程及相关检查：通过对就诊过程和相关检查的问诊，可以进一步验证或确定诊断思路，在问诊过程中可以做出鉴别诊断。

（3）与其他可致垂体功能减退症疾病进行鉴别：此患者已经行垂体MRI证实有垂体占位性病变，故主要应和垂体占位性病变进行鉴别，临床主要与自身免疫性垂体炎、垂体肿瘤、垂体脓肿、垂体囊肿及其他鞍内肿瘤等相鉴别，问诊患者有无发热、结核、梅毒等病史，有无自身免疫性疾病病史。

（4）详细询问既往病史、个人史、家族史：可为疾病的诊断提供有价值的线索。

此患者有前期检查，初步诊断较明确，问诊思路清晰，分两个层次。首先是患者垂体功能减退症是否成立，其能否解释患者的不适症状？其次是若垂体功能减退症成立，其可能的病因是什么，为鉴别诊断，提出进一步需要进行的检查。

（三）问诊结果及思维提示

患者入院20天前无明显诱因出现持续性头部胀痛，眼胀、眼痛及畏光，口渴，多饮，一天进水量为4～5L，尿量与饮水量相当，无加重或缓解因素，遂就诊于当地医院。给予"乐松"（洛索洛芬钠片）口服，头痛、眼部不适略缓解，口渴症状无缓解，饮水量、尿量与之前相似，无发热，无畏寒、困倦、反应能力差，无眩晕、耳鸣，无视野偏盲，无咳嗽、咳痰，无恶心、呕吐，无食欲减退，无性欲减退，无乏力，无嗜盐。近期体重无减轻。

否认鼻窦炎、鼻炎、脑膜炎病史。否认高血压、糖尿病病史，否认外伤史，否认肺结核病史，否认应用糖皮质激素、免疫抑制剂病史。无自身免疫性疾病病史。有"阑尾炎"手术史，有吸烟史，偶尔饮酒。

思维提示

通过问诊可明确，入院20天前无明显诱因出现持续性头部胀痛，眼胀、眼痛及畏光，口渴，多饮，一天进水量为4～5L，尿量与饮水量相当，无加重或缓解因素。2019年8月1日已行垂体－甲状腺轴、垂体－肾上腺皮质轴、垂体－性腺轴内分泌功能检查及垂体MRI平扫检查。结果如下。甲状腺系列：FT_3 2.5800pg/ml（1.58～3.91pg/ml），FT_4 0.6900ng/dl（0.7～1.48ng/dl），TSH 1.3291μU/ml（0.35～4.94μU/ml）；肾上腺功能：皮质醇122.60nmol/L（171～536nmol/L），ACTH 7.7pg/ml（0～46pg/ml）；性激素六项：孕酮＜0.1ng/ml（0.27～0.9ng/ml），雌二醇16.00pg/ml（0～56pg/ml），睾酮168.88ng/dl（26.0～800ng/dl），FSH 2.60mU/ml（0.7～11.1mU/ml），LH 3.00ng/ml（0.8～7.6ng/dl），催乳素2.30mU/ml（2.5～17mU/ml）；垂体MRI平扫（图11-1）示鞍区内异常信号影，垂

体炎可能性大，建议行垂体动态增强MRI扫描除外垂体瘤改变。通过内分泌功能检查已明确患者垂体-甲状腺轴、垂体-肾上腺皮质轴、垂体-性腺轴功能均呈继发性减退，考虑垂体功能减退症可以成立，病因首先考虑为垂体炎，并需要进一步除外其他疾病，如垂体肿瘤、垂体脓肿、垂体囊肿等。

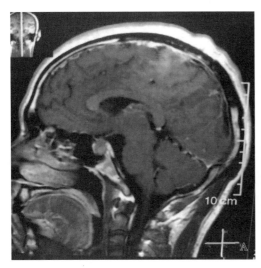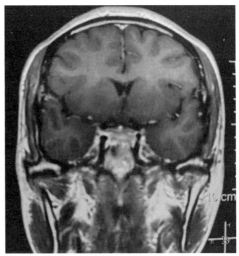

图11-1　入院前垂体MRI平扫
A.垂体矢状位；B.垂体冠状位

三、体格检查

（一）重点检查内容及目的

垂体功能减退症的体征包括肤色较淡，皮肤干燥，面色苍白，眉发稀疏，腋毛、阴毛脱落，表情淡漠，反应迟钝，可出现血压低、心率减慢。因垂体占位压迫视交叉，可出现粗测视野减退、视力下降，如侵入海绵窦可出现动眼神经麻痹、眼球活动障碍。

（二）体格检查结果及思维提示

T 36.8℃，BP 120/76mmHg，P 86次/分，R 18次/分。神清语利，无皮肤色素脱失，无眉毛、腋毛、阴毛脱落，粗测视野无异常，伸舌居中，咽部无充血，扁桃体不大，甲状腺无肿大，双肺呼吸音清晰，心率86次/分，律齐，未闻及杂音。腹软，全腹无压痛，肝脾未触及，四肢肌力5级，生理反射存在，病理反射未引出。

思维提示

体格检查结果未见明显与垂体功能减退症相吻合的结果，主要考虑与患者垂体功能减退症病情较轻和患病病程较短有关。以上检查结果提示诊断：垂体炎，不除外垂体瘤，全垂体功能减退症。

四、实验室和影像学检查

（一）初步检查内容及目的

患者已完善垂体-甲状腺轴、垂体-肾上腺皮质轴、垂体-性腺轴内分泌功能检查及垂体MRI平扫检查，但尚需要进一步补充完善生长激素、胰岛素样生长因子水平测定，垂体动态增强MRI检查。鞍内占位病变较大者还需要查视力、视野。患者垂体-甲状腺轴、垂体-肾上腺皮质腺轴、垂体-性腺轴均呈继发性垂体功能减退改变，需要注意电解质、血脂、血糖水平。患者有口渴、多饮、多尿表现，需要进行尿崩症方面的检查，注意尿比重、血渗透压、尿渗透压等。

（二）检查结果及思维提示

（1）肾功能七项、离子、肝功能（2019-08-15）：ALT 37.2U/L，ALB 47.1g/L，ALP 86.7U/L，Na^+ 142mmol/L，Cl^- 98.6mmol/L，Ca^{2+} 2.51mmol/L，P 1.35mmol/L，K^+ 3.76mmol/L，UA 522.70μmol/L（↑）。

（2）甲状腺系列（2019-08-15）：FT_3 2.6700pg/ml，FT_4 0.7100ng/dl，TSH 1.4388μU/ml。

（3）性激素六项（2019-08-15）：孕酮0.1ng/ml，雌二醇10.00pg/ml，睾酮57.96ng/dl，FSH 3.00mU/ml，LH 4.20mU/ml，催乳素3.20ng/ml。皮质醇273.30nmol/L（171～536nmol/L），ACTH 10.6pg/ml（0～46pg/ml），GH 0.32ng/ml（0～10ng/ml），IGF-1 162ng/ml（115～307ng/ml）。

（4）血常规（2019-08-15）：白细胞3.75×10⁹/L（↓）[（3.97～9.15）×10⁹/L]。

（5）尿常规（2019-08-15）：尿比重1.008（1.003～1.03）。

（6）血糖5.1mmol/L，HbA1c 4.7%，血清胰岛素3.10μU/ml（1.1～17μU/ml），血清C肽0.9ng/ml（↓）（1.1～3.3ng/ml）。

（7）IgG亚类测定（2019-08-15）：结果（-）。

（8）结核抗体检测（2019-08-15）：结明试验阴性（-）。

（9）血培养（2019-08-15）：厌氧菌、需氧菌结果（-）。

（10）肾上腺平扫64层螺旋CT（2019-08-15）：未见异常。

（11）甲状腺彩超（2019-08-15）：未见异常。

（12）垂体多期动态MRI增强平扫检查（2019-08-16）（图11-2）：鞍区内可见异常信号，静脉注入造影剂后，早期鞍区内病变可见环形，延迟扫描鞍区内病变仍呈环形，内信号均匀，呈低信号，边界尚可，大小约为1.3cm×1.8cm×1.2cm，垂体显示欠佳，垂体柄居中，视交叉形态、信号未见明显异常，双侧大脑半球对称，中线结构居中，脑沟裂不宽，脑室系统不扩张。诊断意见：鞍区内异常强化，符合垂体脓肿改变。

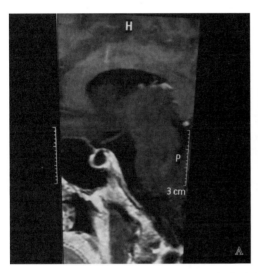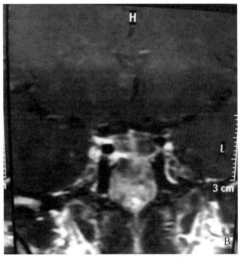

图 11-2　入院后垂体多期动态MRI

A.垂体矢状位；B.垂体冠状位

思维提示

分析检查结果如下。①甲状腺功能：FT_4水平降低，TSH未反馈性升高，符合继发性甲状腺功能减退症改变；②肾上腺皮质功能：血皮质醇降低，而ACTH在正常范围不能反馈性升高，符合继发性肾上腺皮质功能减退症改变；③性腺功能：睾酮水平降低，FSH、LH水平未反馈性升高，符合继发性性腺功能减退症表现；④患者垂体三个轴功能均降低，降低程度均较轻；⑤患者无激素分泌水平增高的表现，实验室也不支持考虑为有功能性垂体瘤；⑥电解质水平、血脂、血糖水平在正常范围内，考虑患者尚有部分残留激素水平，尚能将电解质、血脂、血糖维持在正常范围；⑦患者发病以来，有口渴、多饮、多尿症状，尿比重1.008，说明存在不完全性尿崩症；⑧患者的发病特点、临床表现及垂体MRI表现不符合垂体瘤、垂体炎等表现，应考虑为垂体脓肿；⑨正因为患者为垂体脓肿，早期无特殊表现，发现症状时视力、视野尚正常。

最终患者确定诊断：垂体脓肿，全垂体功能减退症，高尿酸血症。

（三）进一步检查安排及结果

1.检查安排　如果考虑为垂体腺瘤，则需要考虑到多发性内分泌腺瘤可能，应进一步检查电解质、甲状旁腺激素水平、降钙素、腹部B超等，明确是否有甲状旁腺、胰腺、甲状腺腺瘤或增生可能。如果考虑为垂体炎，则需要考虑寻找自身免疫性疾病相关病史、体征，进行相关检查。

2.检查结果　血钙、血磷、碱性磷酸酶、甲状旁腺激素、降钙素水平均未见异常，腹部B超示胰腺未见异常，可除外多发性内分泌腺瘤。但多发性内分泌腺瘤可先后发病，垂体瘤患者今后仍需要随访观察。入院垂体多期动态MRI诊断为垂体脓肿，患者IgG亚类测定（8月16日）结果（−），故可除外垂体瘤和垂体炎。

五、治疗方案及理由

（一）治疗方案

维持内环境及激素水平稳定（左甲状腺素钠每天25μg，甲泼尼龙每天5mg口服），抗感染（头孢曲松钠）、对症治疗。请神经外科会诊，2019年8月20日转入神经外科手术治疗，行神经内镜下经鼻垂体病损切除术。术中密切注意手术操作，尽量避免损伤颅内血管及神经，防止感染扩散。磨除蝶窦内间隔，显露鞍底硬膜，穿刺针抽吸可见黄色脓性液体流出，十字切开探查无病变残留后彻底止血。人工硬脑膜贴敷修补鞍底硬膜，蝶窦腔填充抗生素生理盐水明胶海绵，双鼻腔黏膜及鼻中隔复位，填充膨胀海绵，手术顺利。术后密切预防颅内感染、尿路感染；避免创口感染、不愈合，术后密切关注内环境稳定及垂体激素水平。

（二）术后症状及检查

1.术后症状　头部胀痛明显减轻，口渴、多饮消失，眼胀、眼痛及畏光明显好转。

2.术后检查

（1）肾功能、离子、血糖：Na^+ 139.30mmol/L，K^+ 4.14mmol/L，Ca^{2+} 2.36mmol/L，UA 292.8μmol/L，血糖4.68mmol/L。

（2）甲状腺系列：FT_3 2.2100pg/ml，FT_4 0.8400ng/dl，TSH 1.1183μU/ml。

（3）肾上腺皮质功能：皮质醇454.40nmol/L（171 ～ 536nmol/L），ACTH 13.6pg/ml（0 ～ 46pg/ml）。

（4）性激素六项：孕酮0.1ng/ml，雌二醇15.00pg/ml，睾酮333.04ng/dl，FSH 4.00mU/ml，LH 3.00mU/ml，催乳素3.60ng/ml。生长激素0.98ng/ml，IGF-1 219.0000ng/ml。

（5）血常规：白细胞 $8.91 \times 10^9/L$ [（$3.97 \sim 9.15$）$\times 10^9/L$]，中性粒细胞百分比 65.6%（$50\% \sim 70\%$），淋巴细胞百分比 3.26%（$0.8\% \sim 4\%$）。

（6）尿常规：尿比重 1.011（$1.003 \sim 1.03$）。

（7）脑脊液细菌培养（8月24日）：厌氧菌阴性，需氧菌阴性。

（8）头部 16 层螺旋 CT：垂体窝内积气。

（三）理由

由于垂体脓肿不是实体肿瘤，并且未压迫视交叉，神经外科行神经内镜下经鼻垂体病损切除术，因手术和麻醉的需要，术前需要改善甲状腺和肾上腺皮质功能。一般情况下，术后激素剂量需要调整，增加剂量以适应应激需要，单用甲状腺激素可加重肾上腺皮质功能不足，故在用甲状腺激素之前或至少同时应用肾上腺皮质激素替代治疗。该患者术后停用左甲状腺素钠（每天 25μg）、甲泼尼龙（每天 5mg），主要是由于患者病程短，全垂体功能减退症病情较轻，术后垂体-甲状腺轴、垂体-肾上腺皮质轴、垂体-性腺轴内分泌功能及尿比重均可自行恢复正常。

六、治疗效果

患者经甲泼尼龙和左甲状腺素钠补充治疗，后转神经外科神经行内镜下经鼻垂体病损切除术，术后病理证实为 Rathke 囊肿伴炎症，从而明确了垂体脓肿是在原有垂体病变——Rathke 囊肿基础上发生的。至此该患者确定诊断：Rathke 囊肿继发垂体脓肿，全垂体功能减退症（术后恢复正常），高尿酸血症。

七、对本病例的思考

（一）垂体脓肿

垂体脓肿属于罕见病，Simmomds 于 1914 年报道首例垂体脓肿，其占垂体疾病的 $0.25\% \sim 0.6\%$，至今个案报道仅约 100 多例。

1. 分类 ①原发性：由蝶鞍周围炎性反应扩散所致，如海绵窦血栓性静脉炎、化脓性蝶窦炎等；②继发性：发生在原有鞍区的病变，如颅咽管瘤、脑膜瘤、垂体瘤和 Rathke 囊肿等的基础上，休克、白血病、大量服用激素、免疫功能低下、鞍区手术及放化疗等因素，可增加患者垂体脓肿的概率；③不明原因：发生于正常腺垂体内，无明显的发热病史，多由其他部位的感染灶经血行传播到垂体，原发感染灶难以确定。

2. 致病微生物 包括革兰氏阳性球菌（50%）、革兰氏阴性杆菌、厌氧菌、真菌、阿米巴和弓形虫。最常见的革兰氏阳性球菌，包括葡萄球菌、链球菌和肺炎双球菌。真菌占少数，其中曲霉菌是最常见的致病真菌。曲霉菌、念珠菌和组织胞浆菌感染主要见于免疫抑制患者。大部分病例脓液培养不能培养出致病微生物，可能是因为培养前用过抗生素或者致病微生物，所以难以培养。

3.临床表现　同其他垂体占位性病变相比较，垂体脓肿的临床表现无特异性。头痛是垂体脓肿最常见的症状，占91.7%，但无特征性。垂体脓肿早期可导致垂体前叶组织及垂体柄受侵，早期出现多饮、多尿，垂体前叶功能低下，少数患者可出现腺垂体功能低下，产生视力、视野障碍。垂体脓肿患者常出现尿崩症，发生率高于垂体瘤患者，尿崩是垂体瘤和垂体脓肿鉴别的一项重要指标。

4.各项检查

（1）内分泌检查：患者可出现糖耐量曲线低平或下降延迟，血PRL、GH、ACTH、LH、FSH、TSH等多种激素水平下降。

（2）外周血象：外周血白细胞可正常亦可升高，部分患者可有红细胞沉降率加快，C反应蛋白可增加。

（3）脑脊液检查：脑脊液压力多正常，脑脊液检查可有白细胞增多，蛋白也可增多，糖和氯化物变化不大或稍减少。

（4）X线检查：鞍底骨质多有破坏，蝶鞍可扩大，前床突和鞍背骨质亦可有破坏。

（5）颅脑CT扫描：最常见的征象为蝶鞍扩大和蝶鞍骨质破坏，鞍内以及鞍上可见软组织影。CT强化扫描示病变多为不均匀强化，少数可为环状强化。磁共振扫描可见鞍内或鞍上有占位性病变，由于脓肿内蛋白含量的不同，T_1加权像可为低信号或略高信号，T_2加权像为等信号或高信号，多为不均匀强化，少数为环状强化。

（6）磁共振增强扫描：垂体脓肿显示厚度较均匀的环形强化，该影像学特征是鉴别垂体脓肿与其他鞍区占位病变的重要依据。

5.鉴别诊断　主要与垂体瘤、垂体炎相鉴别。

（1）垂体脓肿：①常见临床表现。头痛是垂体脓肿最常见的症状；早期可出现多饮、多尿，垂体前叶功能低下，视力视野障碍；常出现尿崩症。②影像学表现。磁共振扫描见鞍内或鞍上有占位性病变，T_1加权像低信号，T_2加权像等信号或高信号。③增强磁共振。垂体脓肿呈现厚度较均匀的环形强化，可伴有垂体柄增粗和明显强化。

（2）自身免疫性垂体炎：①常见临床表现。有垂体功能低下引起的症状，或垂体体积增大引起的症状，尿崩症引起的症状。②影像学表现。垂体和（或）垂体柄增大。

（3）垂体瘤：①常见临床表现。腺垂体功能减退；头痛、视力视野障碍；下丘脑综合征；海绵窦综合征、眼球运动障碍和突眼等，脑脊液鼻漏等。②影像学表现。磁共振可探及3mm的微腺瘤，T_1加权像低信号病变。增强磁共振表现为较正常垂体组织的低信号病变。

6.治疗　确诊为垂体脓肿，应尽早手术治疗，单纯性抗菌药物保守治疗效果不佳。如果病情严重，不能耐受手术，可先行营养支持、抗感染等非手术治疗，待病情稳定后再行手术治疗。经蝶入路垂体脓肿清除术是首选最佳方案。手术中生理盐水、抗生素、过氧化氢反复冲洗脓腔、蝶窦。术后用 3 ～ 4 周抗生素（选用易通过血脑屏障的抗生素）。长期有垂体功能低下的患者应用激素替代治疗。垂体脓肿主要通过以下几个方面进行治疗。①手术治疗：若已明确诊断，应尽早地采取神经外科手术治疗，主要在将脓肿充分开窗的基础上，将局部坏死组织充分引流，有助于脓肿腔闭合。②抗感染治疗：选择有效的抗生素，尤其是引起垂体脓肿的细菌较敏感的抗生素，进行规范化抗感染治疗。③根除潜在病因：寻找引起脓肿的潜在病因并对其进行根治性处理，避免脓肿再次复发。如果垂体脓肿由化脓性鼻窦炎等疾病引起，需要采取相应的手术及抗感染治疗控制症状，否则感染的存在将导致疾病复发。此外，还强调在垂体脓肿治疗过程中，尤其是垂体引流手术过程中，应尽可能保持局部膜性结构完整，避免在引流垂体脓肿的同时将感染灶带至颅内，从而造成颅内脑膜炎的发生。

7. 并发症　脑膜炎、脑炎、感染性血管损伤、视神经损伤、脑脊液漏、垂体二次感染等。

8. 预后　垂体脓肿手术效果好，术后头痛、视力障碍、垂体功能低下等均有一定程度的改善。手术治疗的死亡率不超过 10%。术后垂体脓肿的复发率较低，不超过 5%。

（二）患者临床特点

青年男性，间断头痛、口渴、多饮、眼胀 20 天，否认鼻窦炎、鼻炎病史，低睾酮、低 FT_4、低皮质醇，相应上位激素水平不高，尿比重 1.008。门诊垂体磁共振：鞍区内异常信号影，考虑垂体炎可能性大，建议行垂体动态增强 MRI 扫描除外垂体瘤改变。垂体多期动态 MRI 增强平扫：鞍区内异常强化，符合垂体脓肿改变。术中磨除蝶窦内间隔，显露鞍底硬膜，穿刺针抽吸可见黄色脓性液体流出。术后临床症状缓解，相应激素水平、尿比重恢复正常。垂体脓肿的原因：继发性，发生在原有鞍区病变的 Rathke 囊肿基础上。原发感染灶难以确定。垂体脓肿是罕见病，在原有鞍区病变的 Rathke 囊肿基础上继发垂体脓肿更加少见。

（三）病例回顾

（1）当鞍区病变患者出现以下征象时，需高度怀疑垂体脓肿：有鼻窦炎尤其是蝶窦感染、鞍区病变行放化疗、化脓性脑膜炎、脑脊液鼻漏史或鞍区手术后出现不明原因的血白细胞升高，病灶虽局限于鞍内，但很早就出现垂体功能紊乱或尿崩症，MRI 增强扫描示病灶边缘出现环形强化，术中穿刺抽吸出黄白色脓液者，需进行脑脊液细菌培养，以明确术后有无脑膜炎、脑炎的并发症。

（2）为什么常规 MRI 未能诊断垂体脓肿：垂体炎、垂体瘤等和垂体脓肿常规 MRI 表现相似，很难鉴别。垂体脓肿在临床上多无明显的感染征象，临床表现无特异性，CT 及 MRI 扫描虽具有一定的特征，但与某些垂体病变仍难以鉴别，容易被忽视，术前诊断非常困难，极易误诊为垂体腺瘤、垂体炎、垂体腺瘤卒中、囊性颅咽管瘤等。由于炎性组织对正常的垂体不但产生压迫，而且炎性损害往往是不可逆的，一旦长期误诊，垂体脓肿所导致的视力、视野损害以及垂体功能低下等症状难以恢复。因此，垂体脓肿的早期诊断非常重要。

（四）启示和遗憾

1.启示　垂体影像学提示鞍区异常信号影时，鉴别诊断非常重要。首先，如果按垂体炎行糖皮质激素治疗，势必会造成颅内感染。其次，如果按垂体瘤治疗，有两种可能性：①非手术治疗。延误垂体脓肿治疗，可能造成颅内感染扩散或菌血症。②手术治疗。按垂体瘤手术做准备，有可能造成感染扩散、脓肿切除不彻底。患者在内分泌科和脑外科住院时间仅13天，预后良好，体现了多学科协作诊疗模式（MDT）的重要性及必要性。

2.遗憾　未做垂体脓肿脓汁培养，当时主要考虑术前已应用抗生素，脓肿脓汁培养本身阳性率低。未做垂体脓肿细菌宏基因检测，但从脓肿外观看推测是葡萄球菌感染。这个病例提醒我们临床思考疾病时需拓宽思路，尤其对不典型病例，既要考虑常见病，也要考虑少见病及疑难病，垂体脓肿、自身免疫性垂体炎、垂体瘤等垂体疾病的鉴别诊断非常重要，注意鉴别诊断以避免误诊误治。

（哈尔滨医科大学附属第一医院内分泌科　刘殿新）

参考文献

Guthikonda B，Akbarian-Tefaghi H，Sharma K，et al，2017．Primary pituitary abscess in preadolescence mimicking a sellar mass．Neurol India，65（5）：1167-1169．

Machado MJ，Ramos R，Pereira H，et al，2021．Primary pituitary abscess：case report and suggested management algorithm．Br J Neurosurg，24：1-4．

Mallereau CH，Todeschi J，Ganau M，et al，2023．Pituitary abscess：a challenging preoperative diagnosis—A multicenter study．Medicina（Kaunas），59（3）：565．

Moszczyńska E，Wydra A，Pankowska M，et al，2022．Pituitary abscess in an eight-year-old girl-diagnostic difficulties．Endokrynol Pol，73（2）：379-380．

Oktay K，Guzel E，Yildirim DC，et al，2021．Primary pituitary abscess mimicking meningitis in a pediatric patient．Childs Nerv Syst，37（10）：3241-3244．

Ramiro Gandia R，González Ibáñez S E，Riesgo Suárez P A，et al，2014．Pituitary abscess：report of two cases and literature review．Endocrinol Nutr，61（4）：220-222．

Scheitler KM，Bauman MMJ，Carlstrom LP，et al，2022．Nocardia farcinica pituitary abscess in an immunocompetent patient：illustrative case．J Neurosurg Case Lesson，4（18）：CASE22266．

Sherrod BA，Makarenko S，Iyer RR，et al，2021．Primary pituitary abscess in an adolescent female patient：case report，literature review，and operative video．Childs Nerv Syst，37（5）：1423-1428．

Warda F，Patel J，Shahla L，2022．Pituitary abscess causing hypopituitarism in a patient with acquired immunodeficiency syndrome．AACE Clin Case Rep，8（6）：243-246．

病例12
发现血糖升高1年，血糖控制不佳15天

患者，男性，29岁，于2022年1月19日入院。

一、主诉

发现血糖升高1年，血糖控制不佳15天。

二、病史询问

（一）诊断思路及问诊目的

患者为青年男性，1年前发现血糖升高，近15天出现血糖控制不佳。首先明确患者发现血糖升高时的伴随症状，血糖波动特点，是否确诊为糖尿病，以及是否采取治疗措施。其次明确近15天血糖控制不佳的原因，血糖监测情况，以及治疗措施。再次，患者发病年龄早，明确患者是否有糖尿病家族史，为糖尿病准确分型提供线索。因此，问诊主要围绕患者发病时的主要症状及病情进展特点、伴随症状、相关治疗及效果等问题展开，并兼顾患者家族史。

（二）问诊主要内容及目的

（1）发现血糖升高时是否确诊为糖尿病：明确患者血糖逐渐升高的过程，以及确诊为糖尿病的具体年龄。

（2）发现血糖升高后是否采取药物治疗：糖尿病前期患者血糖升高，但通过饮食运动能够使血糖达标，此时不需要药物治疗。

（3）平素是否规律监测血糖：明确患者血糖波动特点，以空腹血糖升高为主，还是餐后血糖升高明显，血糖波动幅度大小。

（4）有无糖尿病家族史：如患者有明确糖尿病家族史，可考虑特殊类型糖尿病。

（三）问诊结果及思维提示

患者为青年男性，职业为公务员，每年常规体检，2年前体检血糖正常，1年前体检时发现空腹血糖为6.3mmol/L，未控制饮食及运动，未使用降糖药物，自我监测空腹血糖为6～7mmol/L，餐后血糖未监测。15天前体检发现空腹血糖17mmol/L，控制饮食及运动，未使用降糖药物治疗，自我监测空腹血糖约11mmol/L，餐后血糖未监测。病程中无口干、多饮、多尿、多食症状，无头晕、头痛、恶心、呕吐、腹痛、腹泻，无视物模糊及手足麻木，近1年体重下降约7.5kg，今为求进一步诊治来笔者所在医院，门诊以"糖尿病"收入。患者自发病以来饮食睡眠良好，二便正常。既往脂肪肝病史；否认乙肝、结核等传染病史；否认手术史、外伤史、输血史；否认过敏史；否认吸烟、饮酒史；有糖尿病家族史（外祖父、祖父、叔父）。

思维提示

通过问诊可明确患者1年前发现血糖异常，并未确诊为糖尿病，亦未采取治疗措施，15天前发现血糖明显升高，控制饮食及运动后，血糖仍未达标。患者本次就诊糖尿病诊断基本明确，但具体分型不能确定，患者发病年龄早，有明确家族史，不能除外特殊类型糖尿病，需要进一步检查明确糖尿病分型及并发症情况。

三、体格检查

（一）重点检查内容及目的

应注意患者身高、体重及BMI，是否为腹型肥胖，血压是否正常，有无其他代谢紊乱症状。

（二）体格检查结果及思维提示

T 36.2 ℃，P 86次/分，R 18次/分，BP 130/70mmHg，身高174cm，体重65kg，BMI 21.47kg/m^2。患者一般状态尚可，神志清，语言流利，淋巴结、眼、头颈部、胸部、腹部、脊柱、四肢、肌肉、骨骼、神经系统均正常。

思维提示

患者血压正常，BMI正常，体形匀称非肥胖，不符合典型1型及2型糖尿病体态。

四、实验室和影像学检查

（一）初步检查内容及目的

（1）血、尿、便常规：评价病情。

（2）生化系列：评价病情。

（3）糖化血红蛋白：评价病情。

（4）糖尿病抗体：糖尿病分型。

（5）胰岛素释放试验：评价病情。

（6）颈动脉、下肢动脉、肝胆脾胰、泌尿系超声：筛查并发症。

（7）眼底照相：筛查并发症。

（8）神经传导速度：筛查并发症。

（二）检查结果及思维提示

（1）血、尿、便常规：正常。

（2）生化系列：正常。

（3）糖化血红蛋白：11.4%。

（4）糖尿病抗体：抗胰岛素抗体（IAA）、谷氨酸脱羧酶抗体（GADA）、抗胰岛细胞抗体（ICA）均阴性。

（5）胰岛素释放试验：结果见表12-1。

表12-1 胰岛素释放试验结果

	空腹	服糖后1小时	服糖后2小时	服糖后3小时
指尖血糖（mmol/L）	6.6	14.9	18.3	14.7
C肽（ng/ml）	1.172	2.485	3.351	3.964

（6）颈动脉、下肢动脉、肝胆脾胰、泌尿系超声：胆囊壁欠光滑，前列腺回声欠均匀伴钙化，余均正常。

（7）眼底照相：未见明显异常。

（8）神经传导速度：双下肢神经传导速度正常。

思维提示

患者糖尿病起病年龄＜30岁，"三多一少"症状明显，起病方式酮症倾向小，体型非肥胖，C肽正常范围偏低，胰岛自身免疫标志物阴性，糖尿病大血管、微血管及神经并发症均阴性，不符合典型1型或2型糖尿病特征，有三代糖尿病家族史，怀疑特殊类型糖尿病。符合青年人的成人起病型糖尿病的主要临床特征：①有三代或以上家族发病史，且符合常染色体显性遗传规律；②发病年龄小于25岁；③无酮症倾向，至少5年内不需要用胰岛素治疗。

（三）进一步检查安排及结果

1.检查安排　为明确糖尿病分型，对患者行全外显子组测序分析。

2.检查结果（表12-2）　*KCNJ11*基因突变，染色体位置chr11：17408738，变异信息c.901C＞T（p.Arg301Cys）。

表12-2　基因检测结果

峰图结果		
基因	染色体位置	变异信息
KCNJ11	chr11：17408738	c.901C＞T（p.Arg301Cys）

五、治疗方案及理由

（一）治疗方案

入院后短期采用胰岛素泵降糖治疗，血糖平稳后改为二甲双胍及长效GLP-1RA降糖治疗，基因检测回报后使用格列美脲2.0mg每日1次口服。

（二）理由

*KCNJ11*基因定位于11号染色体，能够编码ATP敏感性钾通道（K_{ATP}通道）的Kir6.2亚基，是调节胰岛β细胞分泌胰岛素的重要基因。*KCNJ11*基因如发生致病性变异，可引起婴儿持续性高胰岛素血症性低血糖症、新生儿糖尿病和青少年的成人起病型糖尿病13型（MODY13），通常以常染色体显性方式遗传。*KCNJ11*基因激活突变可导致葡萄糖与胰岛β细胞内ATP亲和力下降，在葡萄糖刺激下K_{ATP}通道无法正常关闭，细胞膜持续处于超极化状态，细胞外Ca^{2+}无法内流，使胰岛β细

胞内胰岛素无法正常分泌，从而导致糖尿病的发生。磺脲类降糖药物可以直接作用于 K_{ATP} 通道中的磺酰脲类受体，导致通道关闭，继而促进胰岛素分泌。患者开始使用磺脲类药物的时机会影响治疗结果，*KCNJ11* 基因突变的长期持续可使患者的胰腺重量和胰岛素质量明显下降，与 1 型糖尿病相似，这时往往需要使用胰岛素治疗。

六、治疗效果

血糖控制平稳，患者出院 1.5 个月后自测空腹血糖 4 ～ 6mmol/L，餐后血糖 6 ～ 7mmol/L。体重无明显下降。

七、对本病例的思考

单基因糖尿病是由影响胰岛 β 细胞发育、功能或胰岛素作用的单个基因突变所致，占全部糖尿病患者的 1% ～ 5%，占儿童糖尿病患者的 1% ～ 6%，包括新生儿糖尿病、青少年的成人起病型糖尿病、线粒体糖尿病、自身免疫单基因糖尿病、遗传综合征单基因糖尿病、严重胰岛素抵抗单基因糖尿病及脂肪萎缩单基因糖尿病。单基因糖尿病种类繁多，迄今已知 70 余个基因与单基因糖尿病发生有关。

单基因糖尿病虽然发病比例不高，但中国人口基数多，单基因糖尿病的患者人数也是一个不容忽视的数字。由于单基因糖尿病在症状上缺乏特异性表现，很容易误诊为 1 型或 2 型糖尿病。临床实践中，应结合各个单基因糖尿病的临床征象和发病机制，针对性开展相关基因检测，以排查单基因糖尿病。《糖尿病分型诊断中国专家共识》建议对具有以下特征之一者进行基因筛查：①6 月龄前发病；②起病＜20 岁＋胰岛自身抗体阴性；③起病在 20 ～ 30 岁＋胰岛自身抗体阴性＋非肥胖；④空腹血糖和糖化血红蛋白持续轻度升高；⑤新生儿期有高胰岛素性低血糖症；⑥母系遗传，伴听力受损、视神经萎缩或骨骼肌表现等；⑦与肥胖程度不符合的显著黑棘皮病表现，有严重胰岛素抵抗；⑧合并先天性心脏病、胃肠道缺陷、脑畸形、视力听力异常、智力发育迟缓、生长发育障碍、严重腹泻、肾发育异常或其他自身免疫病等可疑与基因突变相关者。

对于临床中糖尿病诊断分型不清晰的患者，需要时刻警惕特殊类型糖尿病，尤其是单基因糖尿病。建立有效的单基因糖尿病筛检模型、收集临床病例和充分利用高通量测序技术是单基因糖尿病诊断和分型的关键。分子遗传学检测是诊断单基因糖尿病的金标准，早期进行基因筛查能够为患者获得更精准的治疗方式，改善生活质量和临床转归。

（哈尔滨医科大学附属第一医院内分泌科 林文简 刘昊凌）

参考文献

何斌斌，李霞，周智广，2020. *KCNJ11* 基因突变导致的不同类型糖代谢异常. 中华糖尿病杂志，12（7）：562-566.

黄雨蒙，舒画，刘铭，2019. 六种常见单基因糖尿病的临床特征及个体化精准诊疗. 中华内分泌代谢杂志，35（2）：165-170.

中国医师协会内分泌代谢科医师分会，国家代谢性疾病临床医学研究中心，2022. 糖尿病分型诊断中国专家共识. 中华糖尿病杂志，14（2）：120-139.

中华医学会儿科学分会内分泌遗传代谢学组，2019. 儿童单基因糖尿病临床诊断与治疗专家共识. 中华儿科杂志，57（7）：508-514.

中华医学会糖尿病学分会，中国医师协会内分泌代谢科医师分会，中华医学会内分泌学分会，等，2022. 中国1型糖尿病诊治指南（2021版）. 中华糖尿病杂志，14（11）：1143-1250.

Bonnefond A，Philippe J，Durand E，et al，2012. Whole-exome sequencing and high throughput geno-typing identified KCNJ11 as the thirteenth MODY gene. PLoS One，7（6）：e37423.

Demirbilek H，Rahman SA，Buyukyilmaz GG，et al，2017. Diagnosis and treatment of hyperinsulinae-mic hypoglycaemia and its implications for paediatric endocrinology. Int J Pediatr Endocrinol，2017：9.

Gloyn AL，Pearson ER，Antcliff JF，et al，2004. Activating mutations in the gene encoding the ATP-sensitive potassium-channel subunit Kir6.2 and permanent neonatal diabetes. N Engl J Med，350（18）：1838-1849.

Shimomura K，2009. The K（ATP）channel and neonatal diabetes. Endocr J，56（2）：165-175.

病例13
口渴、多饮2年，消瘦加重1个月

患者，男性，18岁，2021年12月入院。

一、主诉

口渴、多饮2年，消瘦加重1个月。

二、病史询问

（一）初步诊断思路及问诊目的

患者为青年男性，2年前出现口渴、多饮，近1个月出现消瘦加重。应该明确患者口渴、多饮发生的原因。引起口渴、多饮的最常见疾病是糖尿病，其次为尿崩症、精神性多饮多尿、甲状腺功能亢进症和干燥综合征等。近期消瘦加重，提示患者病情加重，同时需要排除患者是否存在胃肠道疾病、肿瘤等其他原因。按照优先考虑的原则应将内分泌系统疾病，如糖尿病、尿崩症、精神性多饮多尿、Graves病等放在首位。因此，问诊的目的主要围绕有无多尿，易饥，多食，心悸，多汗，过度紧张，皮肤瘙痒，视物模糊，双下肢麻、凉、痛，眼干，口干，恶心，呕吐，腹泻，情绪改变，发病前是否存在精神刺激，生活环境改变，有无颅脑外伤或手术等，是否服用可能引起口渴、多饮的药物或保健品，如糖皮质激素、利尿剂、非典型抗精神病药物、免疫抑制剂等，是否有家族遗传病史。注意询问发病时的主要症状及病情进展特点、伴随症状、相关治疗及效果如何等问题展开，并兼顾重要鉴别疾病的临床表现，以提供诊断线索。

（二）问诊主要内容和目的

（1）口渴、多饮、消瘦是否伴有多尿；是否伴有皮肤瘙痒，视物模糊，双下肢麻、凉、痛等；是否伴有心悸、多汗、多食、突眼、甲状腺肿大、手颤。

若患者除口渴、多饮、消瘦外，还表现有多尿，则不除外糖尿病，需要检测血糖以鉴别。是否伴有皮肤瘙痒，视物模糊，双下肢麻、凉、痛等糖尿病并发症表现。若有心悸、多汗、易饥多食，有突眼、甲状腺肿大、手颤，则甲状腺功能亢进症可能性大，需要检测甲状腺功能。

（2）发病前是否有精神刺激，是否夜尿增多，是否误服药物。

恶性精神刺激常可导致患者出现口渴及精神性多饮、多尿症状，但患者一般不出现夜尿增多。偶误服利尿剂、甘草制剂的患者也会出现口渴，但去除诱发因素后症状可自行缓解。

（3）是否有眼干、眼泪减少，唾液分泌减少。

患者若有眼干、眼泪减少等眼部症状出现，同时伴有口腔唾液分泌减少，则提示干燥综合征的可能性大。

（4）消瘦加重有无诱因和消瘦的程度。

询问消瘦发作是否存在诱因和消瘦的程度，有助于判断病因和评估病情的严重程度。糖尿病患者消瘦加重可能与血糖控制不佳有关，Graves病导致的消瘦加重提示甲状腺功能亢进症的严重程度。若是胃肠道疾病导致的消瘦，可能还伴随着恶心、呕吐、腹泻等消化道症状。若是肿瘤等原因导致的消瘦，可能有其他原发灶的症状，如咳嗽、咳痰、胸痛、咯血、腹痛、腹胀、便秘、便血等。

（5）入院前是否进行了检查和治疗，效果如何。

通过了解院外相关检查、治疗的情况可对疾病发生的可能性做出初步诊断。若发现血糖升高则有助于鉴别糖尿病。应进一步分析药物选择是否合理等问题。相关治疗后患者临床症状是否缓解或进一步加重可帮助鉴别诊断。

（6）既往有何种疾病，是否有特殊药物服用史，是否有颅脑外伤或手术，从事何种职业，是否有家族遗传病史。

既往是否有特殊药物，如糖皮质激素、非典型抗精神病药物、癌症免疫治疗药物、抗反转录病毒治疗药物、免疫抑制剂等的服用史；是否有胰腺炎、肿瘤等病史；近期的颅脑外伤或手术强烈提示尿崩症的可能。诸多疾病与职业相关，如长期从事放射性工作，长期暴露于毒物、农药等。此类疾病多隐匿起病。糖尿病或Graves病多有家族遗传倾向。

（三）问诊结果及思维提示

患者男性，18岁，卫校学生。既往身体健康，有膝盖外伤骨折史1年，扁桃体切除史4年，无长期药物或保健品服用史。父母否认既往病史，父母非近亲结婚，外婆有糖尿病病史。患者未婚未育，否认吸烟、饮酒史。自幼生长发育、智力与同龄人相仿。患者于入院前2年出现口渴、多饮、多尿伴消瘦，近1个月体重下降明显，约15kg。无明显易饥、多食、心悸、多汗、过度紧张，无皮肤瘙痒、视物模糊，无双下肢麻木、凉、痛，无明显口干、眼干，无恶心、呕吐、腹泻、情绪改变。入院前2天在笔者所在医院门诊就诊，测空腹血糖15.94mmol/L，餐后2小时血糖23.81mmol/L，尿酮体（＋），以"糖尿病"收入院。自发病以来，患者精神、睡眠可，小便量多，夜尿增多，大便正常。

思维提示

通过问诊可明确，患者既往体健，无慢性消耗性疾病，无糖皮质激素、利尿剂等药物长期服用史，无毒物、农药接触史。本次发病表现为口渴、多饮、多尿，夜尿增多，伴有消瘦，近1个月消瘦加重。门诊测患者血糖升高明显，已有尿酮体，基本可诊断为糖尿病，需要进一步检查以明确糖尿病的分型。

三、体格检查

（一）重点检查内容及目的

考虑糖尿病起病多数呈隐匿和慢性进行性，在进行全面而细致的查体时，应重点检查患者的身高，体重，皮下脂肪分布，甲状腺大小、有无结节，有无颜面、下肢的水肿，有无心脏的异常，有无糖尿病周围神经病变的体征，有无面部特征和手足大小的变化、库欣综合征的特征性外观等，明确糖尿病的分型。

（二）体格检查结果及思维提示

T 36.5℃，P 100次/分，R 18次/分，BP 151/95mmHg，身高170cm，体重65kg，BMI 22.5kg/m^2。发育正常，营养中等，神志清楚，自主体位，查体合作。一般状态尚可，头颅、四肢无畸形，无前额、眉骨突出，无鼻子巨大、舌唇肥厚、下颌前突，眼睑无水肿，巩膜无黄染，双侧瞳孔等大等圆，对光反射正常存在。无满月脸、水牛背、锁骨上脂肪垫、紫纹。颈软，双侧甲状腺未触及肿大。胸廓对称，双侧肋骨、胸骨无压痛。双肺呼吸音清，未闻及干、湿啰音。心率80次/分，律齐，未闻及病理性杂音。腹软，无压痛、反跳痛，双下肢无水肿，双下肢的针刺痛觉、温度觉、压力觉、震动觉、踝反射均正常。无手足增大。

思维提示

体格检查结果提示患者BMI正常，血压偏高、心率偏快，但无突眼和甲状腺肿大，不支持Graves病。无前额、眉骨突出，无鼻子巨大、舌唇肥厚、下颌前突、手足增大，不支持肢端肥大症。无满月脸、水牛背、锁骨上脂肪垫、紫纹等表现，也无库欣综合征特征性外观。但患者阳性体征不多，进一步实验室检查的目的首先是明确患者糖尿病的分型，其次是判定病情，为下一步治疗方案提供依据。

四、实验室和影像学检查

（一）初步检查内容及目的

（1）三大常规、生化检查：评价病情。

（2）血糖监测、糖化血红蛋白、尿微量蛋白、眼底检查、下肢肌电图、腹部超声、周围血管超声、心脏超声、动态心电图等：评价病情。

（3）胰岛功能、糖尿病抗体：鉴别诊断。

（4）甲状腺功能、风湿免疫功能：鉴别诊断。

（5）各类激素：如皮质醇、促肾上腺皮质激素、生长激素、性腺系列等检测以鉴别诊断。

（6）基因检测：鉴别诊断。

（二）检查结果及思维提示

（1）血常规：中性粒细胞百分比47.6%（50%～70%），淋巴细胞百分比44.7%（20%～40%），余均在正常范围。便常规均在正常范围。

（2）尿常规：尿酮体（＋），尿糖（＋＋＋），尿蛋白弱阳性，尿比重1.027，余均正常。

（3）生化检查：血糖15.94mmol/L，肝功能、肾功能、血脂、离子均在正常范围。

（4）糖化血红蛋白：12.4%。

（5）胰岛功能：空腹C肽0.424ng/ml（0.929～3.73ng/ml），馒头餐后1小时C肽1.77ng/ml，2小时C肽2.66ng/ml。

（6）糖尿病抗体：抗胰岛素抗体阴性，抗胰岛细胞抗体（ICA）阴性，谷氨酸脱羧酶抗体（GADA）阴性。

（7）尿微量蛋白：正常。

（8）甲状腺功能、性腺系列、抗核抗体系列、皮质醇、促肾上腺皮质激素、生长激素：均正常。

（9）心肌酶、肌钙蛋白、脑钠肽：均在正常范围。

（10）眼底检查、下肢肌电图、周围血管彩超、腹部彩超、心脏彩超：均正常。

（11）动态心电图：偶发室性期前收缩。

（12）基因检测：*HNF1A*基因突变，chr12：121434377。

思维提示

重要的检查结果有3项：①基础胰岛素分泌不足；②糖尿病自身抗体均阴性；③基因检测：*HNF1A*基因突变。结合患者的病史、体格检查和实验室检查结果，HNF1A-MODY（由*HNF1A*基因突变引起的青少年的成人起病型糖尿病）的诊断成立。

五、治疗方案及理由

（一）治疗方案

1.饮食运动治疗　减少高糖饮食，配合规律运动。
2.磺脲类药物　瑞格列奈1mg，3次/日。

（二）理由

本患者为青少年，临床表现有口渴、多饮、多尿2年，消瘦加重1个月，基础胰岛素水平低，糖尿病自身抗体均阴性，有糖尿病家族史，基因检测显示*HNF1A*基因突变，HNF1A-MODY诊断成立。但患者病程短，尚未出现糖尿病并发症，此时应积极给予患者降糖对症治疗，使患者的糖化血红蛋白＜6.5%，以避免疾病进一步进展而导致糖尿病微血管并发症、大血管并发症，警惕糖尿病急性并发症——糖尿病酮症酸中毒的发生。

六、治疗效果及思维提示

患者予瑞格列奈治疗1周后，口渴、多饮、多尿、消瘦等症状缓解，空腹血糖4.91～6.1mmol/L，餐后2小时血糖6.6～7.3mmol/L，病情稳定出院。门诊随访，患者治疗期间曾自行停药，未监测血糖，再次出现口干，继续服药后症状好转。

思维提示

患者HNF1A-MODY诊断明确，经过积极治疗后病情明显好转，血糖控制平稳，提示治疗方案有效。HNF1A-MODY患者对磺脲类药物敏感，因此对于单纯减少高糖饮食的HNF1A-MODY患者磺脲类药物是治疗的首选，但随着患者胰岛β细胞功能减退，最终患者可能需要胰岛素治疗。注意，此类基因遗传性疾病应终身服药，定期随访，及时调整药物治疗的方案和剂量。

七、对本病例的思考

（一）HNF1A-MODY的诊断

HNF1A-MODY由肝细胞核因子1α（HNF1α）突变所致。HNF1α主要表达于胰腺β细胞、肝脏、肾脏和肠道，是成熟β细胞中INS和钠离子依赖性葡萄糖转运子2（GLUT2）的关键转录因子。*HNF1α*基因突变的遗传外显率较高，携带者中有63%在25岁以前，96%在55岁以前发生糖尿病。在儿童中，HNF1A-MODY的平均诊断年龄为14岁（4～18岁），10岁以前发病的儿童较为少见。HNF1A-MODY患者儿童期血糖正常，通常在6～25岁时表现为轻度多饮、多尿，一般无酮症倾向。发病时空腹血糖正常，但餐后2小时血糖显著增加。由于肾血糖重吸收障碍，尿糖是一个早期诊断指标。与其他MODY亚型相比胰岛素分泌受损较重，但C肽值高于1型糖尿病。β细胞功能随着年龄的增长进行性衰退，血糖随年龄逐渐增加（每年0.06mmol/L）。微血管并发症发病率常为47%，特别是视网膜病变，高血压和缺血性心脏病发病率处于1型糖尿病水平，在治疗不当情况下糖尿病酮症酸中毒也会发生。经典的MODY筛检标准：①诊断年龄＜25岁；②糖尿病家族史；③糖尿病自身抗体阴性；④非胰岛素依赖。

（二）MODY的鉴别诊断

MODY在临床中最易与1型糖尿病和2型糖尿病相混淆，表13-1为1型糖尿病、MODY、2型糖尿病的临床特点。

表13-1　1型糖尿病、MODY、2型糖尿病临床特点

临床特点	1型糖尿病	MODY	2型糖尿病
发病高峰年龄	5～15岁	＜25岁	＞40岁
起病方式	急，症状明显	隐匿，症状较轻	隐匿，症状较轻
体型	多消瘦	非肥胖	多肥胖
酮症倾向	常见	极少	不常见
胰岛素依赖	依赖	不依赖	不依赖
胰岛自身抗体	可阳性	阴性	阴性
HLA关联性	相关	不相关	不相关
遗传方式	多基因，散发非孟德尔遗传	单基因	多基因，家族聚集
病理生理	胰岛β细胞自身免疫损害致使胰岛素分泌绝对不足	胰岛素分泌不足	胰岛素抵抗为主，胰岛素分泌相对不足

与1型糖尿病迅速衰竭的胰岛功能不同，大多数MODY患者在发病数年后往往保留部分胰岛功能，所以以随机C肽≥0.15nmol/L为切点。后续研究发现，该标准对诊断MODY的敏感性可达到83%，阴性预测值为96%，提示随机C肽可能成为区分MODY与1型糖尿病患者的生物标志物。人类急性期C反应蛋白（CRP）似乎是迄今为止HNF1A-MODY的最佳生物标志物。糖化血红蛋白在肝脏中的表达由HNF1α转录因子调节，HNF1A调节C反应蛋白的表达，一些研究发现HNF1A-MODY患者血清中超敏C反应蛋白（hsCRP）的水平显著低于2型糖尿病人群，70%～80%的HNF1A-MODY患者hsCRP蛋白的水平<0.5mg/L，而仅有20%的2型糖尿病患者达到此标准，这可能与2型糖尿病长期处于慢性低炎症反应的状态有关。所以，hsCRP可能为鉴别HNF1A-MODY与2型糖尿病的生物标志物。

（三）HNF1A-MODY的治疗

在HNF1A-MODY患者的病程早期，若糖化血红蛋白<6.5%，可以单纯低糖饮食治疗，血糖控制良好。随着患者糖化血红蛋白的升高，磺脲类药物治疗有效。HNF1A-MODY患者对磺脲类药物敏感，且肝脏对其降解减少，因此只需要小剂量的短效磺脲类即可。同时，磺脲类药物能够增加内源性胰岛素的分泌，这使得患者能够自发地对血糖变化做出反应，使血糖更加稳定，延缓糖尿病并发症。即使在最初使用胰岛素治疗的患者中，只要确定为HNF1A-MODY，治疗方案即改为磺脲类药物，从而获得更好的病情控制效果。但近年来研究发现，磺脲类药物降糖导致的低血糖、体重增加等副作用明显。而HNF1A-MODY患者主要表现为餐后高血糖、高胰岛素血症；空腹高二肽基肽酶（DPP）-Ⅳ性。这可能是使用肠促胰岛素为基础的治疗靶点和理论基础。此外，胰高血糖素样肽-1受体激动剂（GLP-1RA）可增强胰岛素分泌，并增强胰岛β细胞对ATP作用的K_{ATP}通道敏感性。临床研究证实，利拉鲁肽和度拉糖肽都可有效降低HNF1A-MODY患者的血糖，并降低并发低血糖和体重增加的风险。对于在磺脲类药物单一治疗中挣扎于低血糖或体重增加的个体来说，其可能是一个合理的考虑。磺脲类和GLP-1RA可以协同作用，克服HNF1A-MODY中的胰岛β细胞分泌缺陷，降低低血糖和体重增加的风险。随着患者胰岛β细胞功能减退，患者最终可能还是需要胰岛素治疗。

（哈尔滨医科大学附属第一医院内分泌科　姜晓艳　曹　珣）

参考文献

Bonnefond A，Unnikrishnan R，Doria A，2023. Monogenic diabetes. Nat Rev Dis Primers，9（1）：12.

Bonner C，Saponaro C，2022. Where to for precision treatment of HNF1A-MODY？Diabetologia，65（11）：1825-1829.

Chen Y，Zhao J，Li X，et al，2023. Prevalence of maturity-onset diabetes of the young in phenotypic type 2 diabetes in young adults: a nationwide, multi-center, cross-sectional survey in China. Chin Med J (Engl), 136 (1): 56-64.

Fantasia KL, Steenkamp DW, 2019. Optimal glycemic control in a patient with HNF1A MODY with GLP-1 RA monotherapy: implications for future therapy. J Endocr Soc, 3 (12): 2286-2289.

Ludwig-Słomczyńska AH, Seweryn MT, Radkowski P, 2022. Variants influencing age at diagnosis of HNF1A-MODY. Mol Med, 28 (1): 113.

Majidi S, Fouts A, Pyle L, et al, 2018. Can biomarkers help target maturity-onset diabetes of the young genetic testing in antibody-negative diabetes? Diabetes Technol Ther, 20 (2): 106-112.

Santos Monteiro S, da Silva Santos T, Fonseca L, et al, 2023. Maturity-onset diabetes of the young in a large Portuguese cohort. Acta Diabetol, 60 (1): 83-91.

Shields BM, Shepherd M, Hudson M, et al, 2017. Population-based assessment of a biomarker-based screening pathway to aid diagnosis of monogenic diabetes in young-onset patients. Diabetes Care, 40 (8): 1017-1025.

Tosur M, Philipson LH, 2022. Precision diabetes: lessons learned from maturity-onset diabetes of the young (MODY). J Diabetes Investig, 13 (9): 1465-1471.

Xie F, Chan JC, Ma RC, 2018. Precision medicine in diabetes prevention, classification and management. J Diabetes Investig, 9 (5): 998-1015.

病例14
四肢消瘦40年，伴血糖升高15年

患者，女性，56岁，于2021年9月11日入院。

一、主诉

四肢消瘦40年，伴血糖升高15年。

二、病史询问

（一）诊断思路及问诊目的

患者消瘦40年，伴血糖升高15年。首先应明确消瘦的定义及发生的原因。消瘦是指人体因疾病或某些因素而致体重低于标准体重的10%以上或BMI＜18.5kg/m²。消瘦的常见原因包括非恶性器质性疾病（消化系统、内分泌系统、神经系统、呼吸系统、自身免疫系统、泌尿系统疾病及药物不良反应、感染性疾病），恶性肿瘤，社会心理疾病和不明原因消瘦（家族遗传、隐性肿瘤）。患者长期消瘦，恶性肿瘤的可能性相对较低，按照优先考虑的原则，应将非恶性器质性疾病等放在首位，同时注意询问患者的既往史，是否有消瘦家族史，与患者交流时判定患者是否存在焦虑、抑郁、强迫、住房和经济相关问题等心理、社会因素。患者发现血糖升高后是否确诊为糖尿病，以及体重是否进一步下降，明确消瘦及血糖升高是否存在相关性。

（二）问诊主要内容及目的

（1）消瘦发生时是否伴有其他疾病：非恶性器质性疾病包括消化系统疾病（口腔、吞咽问题，克罗恩病，溃疡性结肠炎，胃十二指肠溃疡等），内分泌系统疾病（甲状腺功能亢进症、1型糖尿病及2型糖尿病、原发性甲状旁腺功能亢进症等），神经系统疾病（脑梗死、脑出血、帕金森病、运动神经元性疾病等），呼吸系统疾病（肺间质性疾病或伴纤维化、胸腔积液、脓胸、纵隔脓肿等），自身免疫系统疾病（风湿性多肌痛、巨细胞动脉炎、结节性多动脉炎、系统性红斑狼疮、类风湿关节炎等），泌尿系统疾病（慢性肾病、肾病综合征、慢性肾盂肾炎、肾盂积水等），以及药物的不良反应、感染性疾病（原发性肺结核、结核性胸膜炎、淋巴结结核、人类免疫缺陷病毒感染等）。

（2）消瘦发生时是否存在心理、社会因素：心理因素包括抑郁症、躯体形式障碍、焦虑症、强迫症、双相情感障碍、精神分裂症、酒精或精神活性药物引起的精神障碍。社会因素包括住房和经济相关的问题、社会排斥、社会忽视、社会遗弃。

（3）是否有消瘦家族史：非器质性消瘦中排除生理原因，包括体质性原因、遗传性原因、体力活动变化、减肥等。

（4）发现血糖升高后的降糖治疗方案：消瘦和糖尿病发生的先后顺序，发现血糖升高后采取哪些方式进行血糖干预，血糖控制效果。

（三）问诊结果及思维提示

患者40年前无明显诱因出现四肢、腹部及腰部消瘦，四肢血管充盈可见，面部、颈部及背部无消瘦。患者15年前于笔者所在医院治疗心肌梗死时发现空腹血糖17mmol/L，伴有口渴、多饮、多尿，伴乏力、多汗，无多食易饥，诊断为"糖尿病"，给予精蛋白锌重组人胰岛素混合注射液70/30早晚各24U皮下注射治疗，自测空腹血糖8～9mmol/L。后自行检测血糖并调整胰岛素剂量，使用精蛋白锌重组人胰岛素混合注射液70/30早晚各16U皮下注射，自测空腹血糖7～8mmol/L。为明确诊断至笔者所在医院，病程中有视物模糊，手足麻、凉，饮食、睡眠正常，二便如常，体重无明显变化。既往子宫切除术后17年；心肌梗死及冠脉支架术后15年（现口服阿托伐他汀、阿司匹林肠溶片、硫酸氢氯吡格雷）。左侧锁骨骨折史15年，左侧桡骨骨折史2年，右侧尺骨骨折史2年；月经初潮16岁，行经5～7天，月经周期30天，适龄生育；否认乙肝、结核等传染病史；否认外伤史、输血史；无食物、药物过敏史；无吸烟、饮酒史；父亲已故，生前较瘦，母亲健康，子女健康；否认糖尿病家族史；患者工作稳定，家庭和睦，自信、开朗乐观。

思维提示

患者有消瘦病史多年，消瘦发生时无恶性器质性疾病发生，无社会心理因素，糖尿病及心肌梗死发生在消瘦之后。但患者体态消瘦，为何在39岁发生严重的动脉粥样硬化？患者是否存在脂肪分布异常？是否存在血脂异常及其他代谢紊乱？在接下来的体格检查及实验室检查中注意以上疑点。患者父亲生前较瘦，患者青春期时无明显诱因出现消瘦，不能排除遗传因素导致。

三、体格检查

（一）重点检查内容及目的

患者身高、体重、BMI值，全身脂肪分布特点。

（二）体格检查结果及思维提示

T 36.4℃，P 78次/分，R 18次/分，BP 123/58mmHg，身高165cm，体重50kg，BMI 18.37kg/m²。患者一般状态良好，神志清，语言流利，淋巴结、眼、头颈部、胸部、腹部、脊柱、骨骼、神经系统均正常。四肢脂肪覆盖减少，肌肉明显，血管清晰可见；腹部及腰部脂肪覆盖减少，肌肉明显；肩背部脂肪覆盖正常（图14-1）。

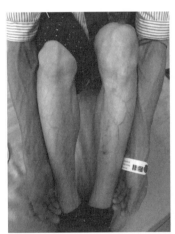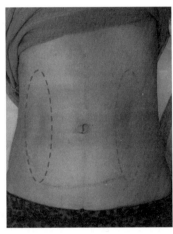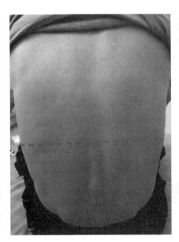

图14-1 患者腿部、腹部及背部脂肪分布

> **思维提示**
>
> 本例患者的消瘦呈现局部性，非全身性，四肢、腹部及腰部脂肪覆盖减少，肩背部脂肪覆盖正常，具有非常明显的节段性脂肪分布异常的特点，存在脂肪萎缩，下一步检查时需要明确导致脂肪萎缩的原因，以及是否能够从"一元论"角度解释患者的消瘦、糖尿病、严重动脉粥样硬化及骨折。

四、实验室和影像学检查

（一）初步检查内容及目的

（1）血、尿、便常规：评价病情。

（2）生化系列：评价病情。

（3）糖化血红蛋白：评价病情。

（4）糖尿病抗体：糖尿病分型。

（5）胰岛素释放试验：评价病情。

（6）25羟维生素D：评价病情。

（7）抗核抗体系列：评价自身免疫性疾病相关病情。

（8）皮质醇、促肾上腺皮质激素（ACTH）、甲状腺功能、甲状腺抗体、性腺系列：评估垂体功能。

（9）颈动脉、下肢动脉、肝胆脾胰、泌尿系超声：筛查并发症。

（10）眼底照相：筛查并发症。

（11）神经传导速度：筛查并发症。

（12）双能X线骨密度测定：评价病情。

（二）检查结果及思维提示

（1）血、尿、便常规：正常。

（2）生化系列：血尿酸376.4μmol/L，三酰甘油2.31mmol/L。

（3）糖化血红蛋白：7.7%。

（4）糖尿病抗体：IAA、GADA、ICA均阴性。

（5）胰岛素释放试验：结果见表14-1。

表14-1　胰岛素释放试验结果

检测指标	空腹	服糖后1小时	服糖后2小时	服糖后3小时
指尖血糖（mmol/L）	5.9	18.3	16.4	15.9
C肽（ng/ml）	1.805	7.85	6.123	6.35

（6）25-羟维生素D：8.81ng/ml。

（7）抗核抗体系列：正常

（8）皮质醇、ACTH、甲状腺功能、甲状腺抗体、性腺系列：正常。

（9）颈动脉、下肢动脉、肝胆脾胰、泌尿系超声：肝脏轻度弥漫性病变，胆囊壁欠光滑；左侧颈动脉内-中膜不规则增厚斑块（单发）；双下肢动脉多发斑块，双下肢胫前动脉节段性狭窄，右下肢大隐静脉瓣功能不全，左下肢股静脉瓣功能不全；左肾泥沙样结石；余均正常。

（10）眼底照相：双眼眼底视盘倾斜，视网膜变薄。

（11）神经传导速度：双下肢神经传导速度正常。

（12）双能X线骨密度测定：正常。

思维提示

患者血清尿酸及三酰甘油轻度升高，糖化血红蛋白不达标，糖尿病病程长，但是胰岛分泌能力并没有明显受损，也不是明显的胰岛素抵抗；身材消瘦，有明显的口干、多饮、多尿症状，但是胰岛自身免疫抗体显示阴性，没有微血管并发症，大血管并发症严重。患者有轻度脂肪肝，动脉粥样硬化比较严重，颈动脉和下肢动脉都已形成粥样硬化斑块，双下肢胫前动脉存在节段性狭窄。这也跟患者既往心肌梗死病史相呼应，患者在如此消瘦的情况下，全身血管的粥样硬化比较严重。回顾本例患者的临床信息，目前患者的病史结合检验结果存在一些疑点：首先，患者属于消瘦体态，清淡饮食，在口服调脂药的情况下仍存在三酰甘油升高，而且患者的消瘦是不均匀的。其次，患者的糖尿病分型属于什么？再次，患者消瘦体态下如此严重的动脉粥样硬化是何原因导致的？

（三）进一步检查安排及结果

1.**检查安排** 全外显子组测序分析。脂肪营养不良综合征是以皮下脂肪组织缺乏或萎缩为特征性表现的一组疾病的总称，脂肪萎缩可以是先天性的，也可以是获得性的；可以是全身性的，也可以是部分性的。本患者的脂肪主要集中在四肢，所以患者的疾病分类可能属于先天性部分性，部分性的脂肪萎缩可合并一些自身免疫性疾病，也经常合并一些内分泌功能障碍，明确诊断需要行基因检测。

2.**检查结果（表14-2）** *LMNA*基因突变，染色体位置chr1：156106775，变异信息c.1444C＞T（p.Arg482Trp）。

表14-2 基因检测结果

峰图结果		
基因	染色体位置	变异信息
LMNA	chr1：156106775	c.1444C＞T（p.Arg482Trp）

五、治疗方案及理由

（一）治疗方案

继续目前精蛋白锌重组人胰岛素混合注射液70/30降糖治疗，贝特类药物降脂治疗。

（二）理由

*LMNA*基因编码核纤层蛋白A，是核膜的重要构成部分，*LMNA*基因突变可引起脂肪代谢障碍（包括家族性部分脂肪营养不良综合征）、过早衰老的症状及骨骼和心肌营养不良。脂肪营养不良综合征是一种复杂的疾病，需要多学科管理。在代谢水平上，目前没有任何治疗干预能够恢复脂肪萎缩区脂肪组织的功能。胰岛素抵抗的管理是困难的，主要基于规律的饮食和生活方式，减少脂肪提供的能量供应，一线非特异性治疗方案包括对糖尿病、血脂异常及相关并发症的治疗。胆固醇调节元件结合蛋白1（SREBP1）是调控脂合成的重要转录调控因子，其合成后以非活性前体的形式存在于内质网，当胰岛素信号通路激活后，SREBP1从内质网转运到高尔基体，并在高尔基体受蛋白酶加工剪切形成N-SREBP1，成熟后的N-SREBP1进入细胞核，调节脂质稳态和脂肪形成基因的表达。胰岛素信号通路可以诱导细胞外调节蛋白激酶（ERK1/2）磷酸化和核定位。在核膜，ERK1/2磷酸化c-Fos，导致其从核膜释放，并参与胰岛素靶基因转录。*LMNA*基因突变和（或）纤层前蛋白A积累可在核膜区形成SREBP1c、ERK1/2和c-Fos潴留并损害其转录活性，导致脂质稳态、脂肪形成和胰岛素信号通路缺陷。

六、治疗效果

血糖控制平稳，出院1个月后自测空腹血糖5～7mmol/L，餐后血糖7～8mmol/L。体重无明显下降，三酰甘油1.6mmol/L。

七、对本病例的思考

脂肪营养不良综合征有多种分型，各型都有自己的特点，如发病时间不同、脂肪病变分布范围不同、伴发疾病不同。家族性部分脂肪营养不良综合征的临床表现多种多样，以青春期发病的选择性皮下脂肪缺失伴胰岛素抵抗等代谢异常为特征。严重胰岛素抵抗可引起黑棘皮样变、假性肢端肥大症、卵巢功能异常、糖脂代谢紊乱等，因此其常被误诊为代谢综合征、2型糖尿病、多囊卵巢综合征、肢端肥大症及库欣综合征等。很多患者可能是以2型糖尿病、高脂血症等合并症就诊，局限于患者局部某一表现，不能对疾病追根溯源，极易导致误诊或漏诊，只有从更全面的角度出发才能做出更准确的诊断。

对于消瘦的糖尿病患者，详细体格检查有助于发现脂肪分布差异，其诊断分型需要时刻警惕脂肪萎缩型糖尿病。脂肪萎缩型糖尿病易合并血脂异常、脂肪肝、自身免疫性疾病及心血管疾病，诊疗过程中需要综合治疗。基因检测是诊断先天性全身脂肪营养不良和家族性部分脂肪营养不良的金标准，早期基因诊断能够为患者及其家属带来更大的临床获益。

（哈尔滨医科大学附属第一医院内分泌科　林文简　高昕媛）

参考文献

Araújo-Vilar D，Santini F，2019. Diagnosis and treatment of lipodystrophy：a step-by-step approach. J Endocrinol Invest，42（1）：61-73.

Bidault G，Vatier C，Capeau J，et al，2011. LMNA-linked lipodystrophies：from altered fat distribution to cellular alterations. Biochem Soc Trans，39（6）：1752-1757.

Brown RJ，Araujo-Vilar D，Cheung PT，et al，2016. The diagnosis and management of lipodystrophy syndromes：a multi-society practice guideline. J Clin Endocrinol Meta，101（12）：4500-4511.

GARG A，2004. Acquired and inherited lipodystrophies. N Engl J Med，350（12）：1220-1234.

Sollier C，Vatier C，Capel E，et al，2020. Lipodystrophic syndromes：from diagnosis to treatment. Ann Endocrinol（Paris），81（1）：51-60.

Vigouroux C，Guénantin A C，Vatier C，et al，2018. Lipodystrophic syndromes due to LMNA mutations：recent developments on biomolecular aspects，pathophysiological hypotheses and therapeutic perspective. Nucleus，9（1）：235-248.

病例 15
发现血糖升高10年，双侧面部及背部肿物6个月

患者，女性，63岁，于2021年6月28日入院。

一、主诉

发现血糖升高10年，双侧面部及背部肿物6个月。

二、病史询问

（一）诊断思路及问诊目的

患者以"2型糖尿病，面部及背部肿物"收治入院。针对肿物的诊治，考虑以下几个问题：患者背部肿物是原发性肥胖、糖尿病并发症，还是其他疾病引起的？肿物转归怎样？有效的治疗措施有哪些？

（二）问诊主要内容及目的

（1）患者的主要不适，发病时间，有无诱因，伴随症状：此为问诊的主要线索。患者双侧面部及背部肿物。为明确该肿物性质，针对其肿物进行问诊。该肿物是否伴有疼痛？是何时发现的？是否有诱因？有无体重改变？是否有伴随症状？通过相关的问诊，可以进一步验证或否定一些疾病。

（2）患者就诊过程及相应检查：通过对就诊过程和相关检查的问诊，可以进一步验证或否定诊断思路，在问诊中可以做出鉴别诊断。

（3）与其他皮肤肿物进行鉴别：如原发性肥胖、库欣综合征、脂肪肉瘤、脂肪瘤、胰岛素注射常见并发症（皮下脂肪增生）、迁徙性脓肿、痛性脂肪病、良性对称性脂肪瘤。

（三）问诊结果及思维提示

患者10年前体检发现空腹血糖＞7mmol/L，诊断为"2型糖尿病"，给予格列

齐特降糖治疗，血糖控制欠佳。3 年前再次就诊于当地医院，调整降糖方案为"基因精蛋白重组人胰岛素混合注射液 70/30，早餐前 18～20U，晚餐前 18～20U"，现空腹及餐后血糖疏于监测。患者于 6 个月前无明显诱因发现双侧面部及背部肿物，质地软，未予特殊处置，饮食习惯无改变，体重无明显变化，门诊以"2 型糖尿病，面部及背部肿物"收入笔者所在科，病程中有乏力、手足麻凉，有尿不尽感，无尿频、尿痛。发病以来睡眠欠佳，饮食尚可，二便正常。平素健康一般，有高血压病史 25 年，现口服"坎地沙坦早 1 片降压"，血压控制尚可；脑梗死病史 10 年，现口服"阿司匹林、阿托伐他汀"；否认乙肝、结核等传染病史，有胆囊切除史，否认外伤史，有甲硝唑过敏史，否认糖尿病家族史，否认饮酒及吸烟史。

思维提示

通过问诊可明确患者"2 型糖尿病"病史 10 年，血糖控制不佳，无明显诱因出现双侧面部及背部肿物，质地软，饮食习惯无改变，体重无明显变化。考虑原发性肥胖可能性不大，因为原发性肥胖时脂肪多聚集于腹部、双腿等部位，均匀分布，而该患者脂肪多分布于颈项部及背部皮下肌间隙。库欣综合征通常表现为满月脸，水牛背，皮肤紫纹，伴有皮质醇异常。患者外貌特征不符合典型库欣综合征表现，但还应进一步进行相应激素检测以排除库欣综合征的可能性。长期注射胰岛素后，注射部位的皮下组织会出现增厚的"橡皮样"病变，质地硬，或呈瘢痕样改变。脂肪增生为脂肪细胞增大和脂肪组织肿胀和（或）硬结。根据患者肿物形态及分布，胰岛素注射常见并发症——皮下脂肪增生的可能性小。

三、体格检查

（一）重点检查内容及目的

重点是对全身进行体格检查，了解患者的基本情况之后对皮肤肿物进行观察，了解皮肤肿物发生的部位、大小、深浅、形态，通过对皮肤肿物的初步观察，能够对肿物有大致的了解，更好地判断肿物的性质。

（二）体格检查结果及思维提示

一般状态稍差，神清语利，T 36.3℃，BP 140/87mmHg，P 82 次/分，R 16 次/分，身高 160cm，体重 72.5kg，BMI 28.32kg/m²。浅表淋巴结未触及肿大；颈部对称，气管居中，双侧甲状腺一度肿大，触痛阴性；胸腹部查体未见异常，双下肢无水肿，双下肢足背动脉搏动减弱；下颌、背部、双上肢、双下肢可见弥漫性膨隆性肿物，肿物表面色泽及温度正常、质软、无压痛、边界不清、活动稍差、局部未闻及血管杂音。面部脂肪组织过度堆积；颈肩部脂肪组织过度堆积。

思维提示

对于面部及背部肿物，要考虑到多种疾病。脂肪肉瘤是成人常见的软组织恶性肿瘤之一，主要表现为生长缓慢或停滞的软组织肿物，但绝大多数病例有近期生长加快的病史，主要表现为边界清晰的类圆形或分叶状软组织肿物。根据患者提供的信息，此类疾病可能性小。脂肪瘤多为类圆形，一般不超过5cm，手指轻推可以轻微移动，推挤瘤体基底部可在表皮看到皮肤被牵拉形成密布小凹陷，根据查体及相关检查结果，该疾病的可能性小。瘤性脂肪病又称为Dercum病，有超重或肥胖伴有脂肪组织的疼痛。伴随症状包括脂肪沉积、容易发生皮肤瘀斑、关节痛等。可能与神经系统功能障碍有关。该患者无疼痛及压痛情况，因此此类疾病可能性极低。

四、实验室和影像学检查

（一）初步检查内容及目的

患者已完善相应的体格检查。患者病史长，血糖控制不佳，需要进行全面的检查，包括血、尿、便常规及肝肾功能等常规检查，为明确肿物性质，还应进行影像学检查。

（二）结果及思维提示

（1）肝功能、肾功能、离子、血常规、尿常规、便常规均未见异常，凝血功能、尿微量白蛋白检查未见异常：糖化血红蛋白7.2mmol/L（↑）（4～6mmol/L），血糖6.17mmol/L（↑）（3.9～6.1mmol/L）。高密度脂蛋白1.59mmol/L（↑）（1.03～1.55mmol/L），低密度脂蛋白2.44mmol/L（0.26～4.11mmol/L）。

（2）内分泌代谢及相关激素水平（皮质醇、ACTH、生长激素、IGF-1、甲状腺系列）未见异常：血清胰岛素（INS）22.2μU/ml（↑）（2.3～11.8μU/ml）。

思维提示

根据患者内分泌代谢及相应激素的检查结果，排除库欣综合征的可能性。迁移性脓肿常见的致病菌为金黄色葡萄球菌，病变部位的炎症组织在细菌产生的毒素或酶的作用下，发生坏死、溶解，肌间隙内感染性病变，根据患者的临床表现及检查结果，可排除此类情况。

（三）进一步检查安排、检查结果及思维提示

1.检查安排　进一步明确肿物性质，进行浅表器官彩色多普勒超声检查。

2.检查结果　肿物缺乏包膜，无明显的界线，分布呈弥漫性；双侧颈部、下颌部皮下脂肪层增厚；背部皮下脂肪层弥漫性增厚，考虑良性对称性脂肪瘤；双侧上肢、双侧大腿皮下脂肪层增厚，考虑良性对称性脂肪瘤。

> **思维提示**
>
> 　　良性对称性脂肪瘤表现多为无痛性肿物，部位较固定，无明显压痛。患者BMI 28.32kg/m²，临床病史为其双侧颌下、上臂、背部、大腿部出现对称性、无痛性肿物，后肿物缓慢逐渐增大，不影响呼吸、吞咽，颈部活动无明显受限。体格检查结果：下颌、背部、双上肢、双下肢可见弥漫性膨隆性肿物，肿物表面色泽及温度正常、质软、无压痛、边界不清、活动稍差、局部未闻及血管杂音。
>
> 　　影像学检查结果：浅表器官彩色多普勒超声检查示双侧颈部、下颌部皮下脂肪层增厚，背部、双上肢、双侧大腿皮下脂肪层弥漫性增厚，考虑良性对称性脂肪瘤（马德龙病）。最终考虑为良性对称性脂肪瘤。

五、治疗方案及理由

有研究表明，良性对称性脂肪瘤与糖尿病等代谢性疾病有关。须积极治疗与良性对称性脂肪瘤相关的伴随疾病及高危因素，如戒酒、饮食控制、降糖、降压等。

（一）治疗方案

主要针对良性对称性脂肪瘤＋糖尿病进行治疗。

1.良性对称性脂肪瘤治疗

（1）外科手术：最有效的治疗方法仍是脂肪切除术、吸脂术或两种手术的结合。

（2）药物治疗：β受体激动剂，通过激活肾上腺素能作用而使脂解作用增强。

（3）线粒体鸡尾酒疗法：维生素C、维生素E、辅酶Q10和左卡尼汀联合应用可以修复线粒体功能，但实际效果仍需大量临床数据进一步证实。

2.糖尿病治疗

（1）规范饮食，适当运动。

（2）降糖治疗：GLP-1RA；二甲双胍0.5g早晚各1片。

（3）降脂及抗血小板治疗：阿托伐他汀20mg每晚1次；阿司匹林肠溶片

100mg 每晚 1 次。

（4）降压治疗：坎地沙坦 8mg 每日 1 次。

（5）监测血糖，定期复查糖化血红蛋白、肝肾功能、眼底检查、体表增生脂肪团块。

（二）理由

（1）良性对称性脂肪瘤最有效的治疗方式是脂肪切除术，但该患者拒绝手术治疗。

（2）Borriello 等报道良性对称性脂肪瘤也可发生恶变，因此对患者定期随访至关重要。

六、治疗效果

（1）随访 10 个月。

（2）血糖：空腹血糖控制在 6 ~ 8mmol/L，餐后血糖控制在 8 ~ 9mmol/L。

（3）体重：减重 7.5kg。

（4）脂肪分布：体表增生脂肪团块没有继续进展，也暂未发现良性对称性脂肪瘤相关并发症。

七、对本病例的思考

良性对称性脂肪瘤至今仍是一种病因不明、发病机制不明的疾病。良性对称性脂肪瘤患者脂肪细胞的分布和类型类似于婴儿的棕色脂肪组织。一项对 7 名患者进行为期 12 年长期观察的研究结果证实，在该疾病过程中形成的脂肪瘤是棕色脂肪组织线粒体疾病的结果。其他作者也指出，人类棕色脂肪组织细胞的增殖和分化障碍是疾病的基础。有研究表明，良性对称性脂肪瘤与糖尿病、高脂血症、高血压或肝脏疾病有关。然而，过多的体脂对身体代谢的影响仍在讨论中。尽管如此，良性对称性脂肪瘤往往与其他疾病共存。

上述病例证实了这一点，患者在良性对称性脂肪瘤时同时出现糖尿病、脾大等临床表现。除了这些外，约 85% 的良性对称性脂肪瘤患者还有感觉、运动和自主神经病变。造成这种疾病的主要因素之一是酗酒。酒精对线粒体中的酶促过程会产生不利影响，破坏肾上腺素能脂肪分解——它可能是诱导 β-肾上腺素能受体数量和功能变化的辅助因素。酒精滥用很可能是导致脂肪组织在身体各个部位不受控制地堆积的原因。另外，在分子研究中，脂肪酶编码基因的突变已得到证实，在目前开展的研究中，良性对称性脂肪瘤与线粒体 DNA 的点突变有关，线粒体 DNA 的基因在脂溶途径过程的调节中起重要作用。儿茶酚胺诱导的脂解的局部缺陷、肾上腺素受体缺陷和诱导型一氧化氮合酶（iNOS）的减少是良性对称性脂肪瘤的潜在原因。这些过程的含义是增加脂肪生成。此外，最近使用新一代测序的分子研究也表明，与健康对照组相比，良性对称性脂肪瘤患者存在遗传多样性基因，良性对称性脂肪瘤的诊断是基于病史、临床表现和影像学检查结果。良性对称性脂肪瘤应与病态肥胖、库欣综合征、唾液腺疾病、淋巴瘤、Froelich综合征、血管脂肪瘤、黏液样脂肪肉瘤、包膜性脂肪瘤、神经纤维瘤、脂肪瘤等相鉴别。

良性对称性脂肪瘤的临床表现多为无痛性肿物，部位较固定，无明显压痛，呈"大力水手""假运动员"外观，不仅影响患者容貌，严重时还影响患者颈部活动甚至呼吸，患者常因颈部活动畸形、受限或压迫气管致呼吸困难而就诊。然而本例患者为女性且无饮酒史，实为罕见。

良性对称性脂肪瘤的治疗方法主要为姑息治疗，包括手术切除脂肪组织、吸脂或注射溶脂针。纠正代谢紊乱和超重似乎是合理的，戒酒和减肥可能有助于控制病情，但不能保证能抑制病情的发展。由于脂肪的体积，以及它们扩散和浸润邻近组织，手术过程非常耗时，推荐常规手术治疗。

对该患者应用GLP-1RA联合二甲双胍进行保守内科治疗，患者体重下降，血糖控制良好，体表增生脂肪未明显进展。在临床工作中应该提高对良性对称性脂肪瘤的诊断意识，及早采取干预措施，定期随访，对于疾病进展至关重要。

（哈尔滨医科大学附属第一医院内分泌科　高昕媛）

参考文献

Chen K，Wang L H，Yang W J，et al，2017. Profiling of differentially expressed genes in adipose tissues of multiple symmetric lipomatosis. Mol Med Rep，16（5）：6570-6579.

Enzi G，Busetto L，Sergi G，et al，2015. Multiple symmetric lipomatosis：a rare disease and its possible links to brown adipose tissue. Nutr Metab Cardiovasc Dis，25（4）：347-353.

Esposito A C C，Munhoz T，Abbade L P F，et al，2016. Do you know this syndrome? Type 2 benign symmetric lipomatosis（Launois-Bensaude）. An Bras Dermatol，91（6）：840-841.

Garín Alegre M，de Grado Molinero M，Argueta Ruano L，2012. Enfermedad de madelung. Semergen，38（4）：211-213.

Heike Z，Gudrun U M，Frank R D，et al，2008. Multiple benign symmetric lipomatosis—a differentialdiagnosis of obesity：is there a rationale for fibrate treatment? Obesity Surgery，18（2）：240-242.

Plummer C，Spring PJ，Marotta R，et al，2013. Multiple symmetrical lipomatosis—a mitochondrial disorder of brown fat. Mitochondrion，13（4）：269-276.

病例 16
间断抽搐伴意识障碍4年

患者，男性，57岁，于2022年4月22日入院。

一、主诉

间断抽搐伴意识障碍4年。

二、病史询问

（一）诊断思路及问诊目的

患者因"间断抽搐伴意识障碍4年"入院，发病期间自测指尖血糖1.9mmol/L。首先应明确癫痫和低血糖发作的区别。仔细询问患者发作时间，起病急缓，持续时间，发作形式，缓解及加重因素，治疗途径及效果。低血糖症常见原因包括应用致低血糖药物、乙醇，严重疾病、感染、营养不良，升糖激素缺乏，非胰岛细胞性肿瘤，内源性高胰岛素血症等。对于低血糖症患者，问诊时要关注既往疾病及药物使用情况，是否有相关疾病家族史，一级亲属是否有神经内分泌肿瘤、垂体腺瘤、甲状旁腺腺瘤、嗜铬细胞瘤、肾上腺腺瘤等肿瘤疾病病史；有无颅脑外伤或手术史；是否行生化检查、肿瘤标志物、垂体相关激素水平检查；是否有占位性病变；注意询问发病时的主要症状及演变特点、伴随症状、相关治疗及效果等，兼顾重要鉴别疾病的临床表现，以提供诊断线索。

（二）问诊主要内容及目的

（1）患者主要不适、何时发病、有无诱因、伴随症状、阴性症状：抽搐发作有无诱因，发作时间，发作形式，发作频率，发作中伴随症状及缓解因素，鉴别癫痫和低血糖发作。询问病程中是否有乏力、食欲减退、恶心、呕吐、腹泻、精神萎靡、体力下降、畏寒、体毛脱落、性功能减退等，提示是否有升糖激素缺乏；是否合并胸闷胸痛、呼吸困难、端坐呼吸、腹痛腹胀、尿量减少、体重进行性下降等严重脏器功能衰竭或肿瘤的可能；是否有发热、皮疹、咳嗽、咽痛、尿急、尿痛、关节疼痛等感染的可能。

（2）患者就诊过程及相关检查：是否完善神经内科相关检查；是否行抗癫痫治疗或补糖治疗；是否评估感染、肿瘤指标，升糖激素，重要脏器影像学及功能检测。

（3）详细询问既往疾病史、个人史、家族史：有无神经系统疾病、心血管系统疾病、肝肾疾病病史，是否应用可致低血糖药物；有无颅脑外伤史；个人史关注有无酗酒史；家族史重点关注高血压、心脑血管意外家族史、糖尿病家族史、多发性内分泌腺瘤病家族史。

（三）问诊结果及思维提示

中年男性患者，4年前无明显诱因出现昏迷，伴有四肢抽搐、口吐白沫、小便失禁，持续2～3分钟，缓解后仍意识不清，于某三甲医院神经内科就诊，初步排除神经内科原发疾病，住院期间测血糖1.9mmol/L，建议内分泌科进一步就诊。4年间多次发作，多在清晨空腹发作，发作形式多样，可表现为单纯意识障碍。最近发病再次出现四肢抽搐、口吐白沫、小便失禁，多次测血糖小于2.8mmol/L，补糖后症状缓解。病程中出现语笨、记忆力下降。无发热、乏力、胸闷、胸痛、腹痛、腹泻、恶心、呕吐、头晕、头痛，饮食睡眠可，大小便正常。体重增加。有高血压病、腔隙性脑梗死病史，未服用致低血糖药物，无外伤史，卵圆孔未闭封堵术后，无吸烟饮酒史。无高血压、心脑血管意外、糖尿病、多发性内分泌腺瘤病家族史。

思维提示

患者抽搐发作，首先应明确癫痫和低血糖发作的区别。综合患者易清晨发作，发作持续时间较短，形式多样，抗癫痫药物治疗效果欠佳，补糖治疗效果显著，伴有不能用单纯病灶解释的进行性智能下降，考虑患者为急性神经性低血糖症状。低血糖引起的痫性发作类型多样，可以是单纯部分性发作、复杂部分性发作、失神发作、强直发作、全面强直-阵挛性发作。通过问诊可明确，患者既往有高血压、腔隙性脑梗死病史，无慢性消耗性疾病、严重脏器衰竭病史，无手术外伤史，无酗酒史，无致低血糖药物应用史，无高血压、糖尿病、多发性内分泌腺瘤病家族史。本次因间断抽搐伴意识障碍入院，发作时多次测量血糖＜2.8mmol/L，补糖后症状缓解，外院完善相关检查已排除原发性神经系统疾病，考虑低血糖诱发的痫性发作。结合既往史及症状，高度支持内源性高胰岛素血症，需要进一步检查以明确诊断。

三、体格检查

（一）重点检查内容及目的

体格检查时关注生长发育情况，结膜及皮肤颜色改变（尤其是齿龈及摩擦处），视力视野改变，眼球运动情况；毛发分布及稀疏程度；全身是否有水肿；关注甲状腺大小及质地；注意有无结节包块，质地、活动度及与周围组织的关系。

（二）体格检查结果及思维提示

一般状态稍差，语笨，记忆力减退，查体合作。发育良好，营养中等，T 36.6 ℃，BP 142/91mmHg，P 86次/分，R 18次/分，身高169cm，体重85kg，BMI 29.8kg/m²。全身无皮肤色素脱失或沉着，全身淋巴结未触及肿大。头颅无畸形，眉毛无稀疏，眼睑无水肿，巩膜无黄染。颈软，甲状腺无肿大。胸廓对称，双肺呼吸音清，未闻及干、湿啰音。未闻及病理性杂音。腹软，无压痛、反跳痛，肝、脾肋下未触及。双下肢无水肿。生理反射存在，病理反射未引出。

> **思维提示**
>
> 患者发育正常、营养中等。无色素脱失、毛发脱落。无结节占位等阳性体征。不支持感染、营养不良、升糖激素缺乏、非胰岛细胞性肿瘤诊断。进一步行实验室及影像学检查以明确病因，提供治疗思路。

四、实验室和影像学检查

（一）初步检查内容及目的

（1）血、尿、便常规：评估感染情况。

（2）生化系列、心肌酶、腹部彩超、泌尿系彩超、心脏彩超：评估重要脏器病变。

（3）甲状腺功能、皮质醇、促肾上腺皮质激素、性腺系列、生长激素、胰岛素样生长因子：评估升糖激素水平。

（4）血糖＜3.0mmol/L时，C肽、胰岛素水平：评估是否为内源性高胰岛素血症。

（5）胰岛功能、胰岛细胞抗体、胰腺CT及增强CT、胰腺超声内镜：鉴别内源性高胰岛素血症原因。

（6）甲状旁腺激素及超声、垂体磁共振、基因检测：鉴别胰岛细胞瘤、胰岛素腺瘤病、多发性内分泌腺瘤病。

（二）检查结果及思维提示

（1）血常规、尿常规、便常规：正常。

（2）糖化血红蛋白：5.3%（4%～6%）。

（3）生化系列：血糖1.65mmol/L（4.3～5.9mmol/L），三酰甘油2.48mmol/L（0～1.7mmol/L），离子、肾功能及肝功能均正常。

（4）糖尿病系列：血清C肽4.76ng/ml（0.929～3.73ng/ml），血清胰岛素23.2μU/ml（4.03～23.46μU/ml）。

（5）甲状腺系列：正常。

（6）促肾上腺皮质激素、皮质醇：正常。

（7）性腺系列：正常。

（8）生长激素、胰岛素样生长因子：正常。

（9）肿瘤标志物：正常。

（10）胰岛细胞抗体、胰岛素抗体、谷氨酸脱羧酶抗体：正常。

（11）胰岛素释放试验：结果见表16-1。

表16-1　胰岛素释放试验

项目	空腹	餐后1小时	餐后2小时	餐后3小时
血糖（mmol/L）	2.28	10.61	7	3.71
血清C肽（ng/ml）（0.929～3.73ng/ml）	7.2053	12.78	10.94	6.085
血清胰岛素（μU/ml）（4.03～23.46μU/ml）	128.6	200	195.8	80.23

（12）标测心电图：T波改变。

（13）肺CT：右肺及左肺上叶结节，右肺下叶条索。

（14）三维心脏彩超：卵圆孔未闭封堵术后。各心房、心室内径在正常范围，二尖瓣、三尖瓣少量反流。左心功能未见明显异常。

（15）腹部彩超：脂肪肝、胆囊壁欠光滑。

（16）泌尿系彩超：双肾泥沙样结石，前列腺回声欠均匀。

（17）颈部血管彩超：双侧颈动脉内-中膜增厚并有斑块（多发）。

（18）下肢血管彩超：双下肢动脉内膜增厚并有斑块（多发），右下肢静脉未见异常，左下肢股总静脉、大隐静脉瓣功能不全。

（19）头部MRI：①多发腔梗（包括脑干），部分陈旧软化；②脑白质疏松。

（20）脑动脉磁共振血管成像MRA：双侧大脑后动脉硬化改变，局部狭窄。

（21）磁共振脑弥散加反成像：未见明显急性期脑梗死改变。

（22）胰腺CT：胰尾略饱满。

（23）胰腺增强CT：未见显著征象。

（24）胰腺超声内镜：胰腺体尾交界处可见低回声小结节，大小0.4cm×0.6cm，边界欠清晰，未探及血流信号。

思维提示

患者血、尿、便常规均正常，不支持感染所致低血糖；肝肾功能、心肌酶、肝胆脾胰、双肾、输尿管、膀胱、心脏彩超检查结果，不支持严重器官功能衰竭所致低血糖；甲状腺功能、皮质醇、促肾上腺皮质激素、性腺系列、生长激素、胰岛素样生长因子-1均在正常范围内，不支持升血糖激素缺乏致低血糖；肿瘤标志物、器官超声检查均未提示占位性病变，不支持非胰岛素细胞性肿瘤致低血糖；胰岛素释放试验提示胰岛素抵抗，可能继发于肥胖。患者血糖1.65mmol/L时，血清C肽4.76ng/ml、血清胰岛素23.2μU/ml，支持内源性高胰岛素血症。胰岛细胞抗体、胰岛素抗体、谷氨酸脱羧酶抗体正常，无C肽、胰岛素分离，不支持B型胰岛素抵抗及胰岛素自身免疫综合征。胰腺内镜超声发现胰腺占位，支持胰岛细胞瘤。

（三）进一步检查安排及检查结果

1.检查安排　发现胰岛细胞瘤，需要考虑多发性内分泌腺瘤病可能，应进一步完善状旁腺激素、降钙素、甲状旁腺彩超、垂体MRI等，以明确是否合并甲状旁腺腺瘤、垂体瘤，仍需要进一步进行基因检测以明确病因。本患者虽发现独立占位病变，仍需要与胰岛素腺瘤相鉴别，建议行病理诊断。

2.检查结果（图16-1）　血钙磷、碱性磷酸酶、甲状旁腺激素、垂体相关激素及垂体MRI未见显著征象，初步排除多发性内分泌腺瘤。基因检测显示8号染色体*MAFA*基因杂合突变。支持胰岛素腺瘤病，不支持多发性内分泌瘤病。

五、治疗方案

（1）生活方式干预，少食多餐，低糖、高蛋白、高脂饮食，密切监测血糖。

（2）转入外科手术治疗，术后监测血糖和胰岛素分泌。

基因	染色体位置	变异信息	合子类型	疾病名称	遗传模式
MAFA	chr8: 144511992	NM_201589.4:c.585C> A（p.His195GIn）	杂合	胰岛素瘤病和糖尿病 ［MIM:147630］	AD

峰图结果					
基因	*MAFA*	染色体位置	chr8:144511992	变异信息	c.585C>A （p.His195GIn）
NP24F01410 先证者 正向测序 杂合					

图16-1　基因检测结果

六、对本病例的思考

胰岛细胞瘤是导致成人反复发作的持续性高胰岛素血症性低血糖最常见的原因。散发胰岛素瘤通常是与遗传无关的良性肿瘤，多为单发。多发性内分泌腺瘤1型的患者中约10%伴有胰岛素瘤，少部分患者伴有多发胰岛素瘤。约10%多发性内分泌腺瘤1型患者的第一临床表现是低血糖和Whipple三联征。胰岛素腺瘤病是多发胰岛素微腺瘤或大腺瘤并且伴有潜在胰岛素瘤前期病变的一种少见疾病，其复发率显著高于散发胰岛素瘤和多发性内分泌腺瘤病1型相关胰岛素瘤。

本例患者临床特征支持反复发作的持续性高胰岛素血症性低血糖，通过胰腺CT、胰腺超声内镜发现胰岛素瘤，进一步基因检测提示胰岛素腺瘤病可能。临床中对于考虑胰岛素瘤，尤其是多发胰岛素瘤患者，需要考虑到胰岛素腺瘤病或多发性内分泌腺瘤病1型相关胰岛素瘤的可能。临床高度怀疑胰岛素腺瘤病的患者，在征得患者同意的前提下可行剖腹探查，此时术中超声，术中胰腺血管分段取血测定胰岛素及术后病理学检查对诊断有较大意义。

临床诊治中，以意识障碍为首发症状的患者，在排查神经内科疾病基础上，应警惕低血糖症可能；对内源性高胰岛素血症患者，可多手段联合定位病变部位；基于基因检测的诊治可为患者提供精准诊断及预后判断，进一步提高专科医生对该疾病的认识，收获更多临床获益。

（哈尔滨医科大学附属第一医院内分泌科　马雪菲　高昕媛）

参考文献

Cryer PE，Axelrod L，Grossman，et al，2009. Evaluation and management of adult hypoglycemic disorders：an endocrine society clinical practice guideline．J Clin Endocrinol Metab，94（3）：709-728．

Davi MV，Pia A，Guarnotta V，et al，2017．The treatment of hyperinsulinemic hypoglycaemia in adults：an update．J Endocrinol Invest，40（1）：9-20．

Fottner C，Sollfrank S，Ghiasi M，et al，2022．Second MAFA variant causing a phosphorylation defect in the transactivation domain and familial insulinomatosis．Cancers（Basel），14（7）：1798．

Iacovazzo D，Flanagan SE，Walker E，et al，2018．MAFA missense mutation causes familial insulinomatosis and diabetes mellitus．Proc Natl Acad Sci U S A，115（5）：1027-1032．

Kostopoulou E，Shah P，2019．Hyperinsulinaemic hypoglycaemia-an overview of a complex clinical condition．Eur J Pediatr，178（8）：1151-1160．

Maggio I，Mollica V，Brighi N，et al，2020．The functioning side of the pancreas：a review on insulinomas．J Endocrinol Invest，43（2）：139-148．

Nishimura W，Iwasa H，Tumurkhuu M，2022．Role of the transcription factor MAFA in the maintenance of pancreatic β-cells．Int J Mol Sci，23（9）：4478．

Shah P，Rahman SA，Demirbilek H，et al，2017．Hyperinsulinaemic hypoglycaemia in children and adults．Lancet Diabetes Endocrinol，5（9）：729-742．

Wang H，Brun T，Kataoka K，et al，2007．MAFA controls genes implicated in insulin biosynthesis and secretion．Diabetologia，50（2）：348-358．

Zhu Y，Liu Q，Zhou Z，et al，2017．PDX1，Neurogenin-3，and MAFA：critical transcription regulators for beta cell development and regeneration．Stem Cell Res Ther，8（1）：240．

病例 17
口干、多饮 26 年，心悸、多汗 1 个月

患者，女性，63 岁，2022 年 4 月 12 日入院。

一、主诉

口干、多饮 26 年，心悸、多汗 1 个月。

二、病史询问

（一）诊断思路及问诊目的

患者因"口干、多饮 26 年，心悸、多汗 1 个月"就诊。首先，口干、多饮为临床常见症状，原因可包含糖尿病、尿崩症及风湿免疫类疾病，其中糖尿病是发病率最高的疾病，也是引起此类症状最常见病因。因此，主要围绕糖尿病进行问诊，而尿崩症及风湿免疫类疾病可作为鉴别问诊。其次，应明确发生心悸、多汗的原因。一般而言，糖尿病患者出现心悸、多汗的原因包括血糖波动，合并神经并发症及心血管并发症而引发的相应症状，合并如甲状腺功能亢进症等其他内分泌疾病而引发的症状。因此，问诊主要包括与主要就诊症状相关的病史、起病时间、伴随症状，以确定疾病的初步诊断方向。

（二）问诊主要内容及目的

疾病诱因、初始症状、持续时间、伴随症状、患者就诊及既往相关检查，既往病史、个人史、家族史，鉴别诊断。

（三）问诊结果及思维提示

（1）患者 26 年前无明显诱因自觉口渴、多饮，饮水量约 3000ml，尿量与饮水量相当，测空腹血糖 13.5mmol/L，诊断为"糖尿病"。口服二甲双胍降糖治疗。

（2）诊断糖尿病 1 个月后患者自觉消瘦及易饥饿，体重下降约 5kg，于当地诊断为"甲状腺功能亢进症"后口服甲巯咪唑治疗 1 年后停药，未再次复查甲状腺功能。

（3）诊断糖尿病1年后患者因"糖尿病酮症酸中毒"入院，出院后长期给予皮下注射胰岛素治疗以控制血糖，应用预混胰岛素（名称不详）早20U、晚16U治疗。

（4）1个月前患者自觉心悸、多汗，测血糖波动较大，自测血糖波动于3～22mmol/L，后调整药物，门冬胰岛素早8U晚8U及甘精胰岛素18U睡前皮下注射。

（5）患者病程中偶有双下肢麻木，无视物模糊、下肢水肿，无胸闷及胸痛。患者有糖尿病家族史（母亲、外祖母均为糖尿病患者，均大于40岁发病）。

> **思维提示**
>
> （1）患者有糖尿病三代家族史，是否为特殊类型糖尿病？
> （2）患者糖尿病合并甲状腺功能亢进症是互为诱因还是"双病同源"？
> （3）患者血糖波动原因仅和患者病程较长、胰岛功能下降相关？
> （4）患者糖尿病相关大血管、微血管并发症的症状不明显，是"得天独厚"还是"事出有因"？

下一步需要为明确病史行相关检查。

三、体格检查

（一）重点检查内容及目的

考虑患者糖尿病病史多年，着重检查慢性并发症及伴发疾病情况。患者既往合并甲状腺疾病，需要检查与自身免疫相关的指标，进行系统、全面的身体检查，包括眼征、甲状腺查体、心脏听诊、四肢关节、神经感觉异常、下肢动脉搏动等。

（二）体格检查结果及思维提示

T 36.2℃，P 90次/分，R 18次/分，BP 130/70mmHg，BMI 23kg/m^2。一般状态尚可，神清语利，发育正常，营养中等，头颈胸腹及四肢神经系统均正常。专科查体：双眼睑无水肿，无突眼，甲状腺未触及肿大，双侧踝反射缺失，双侧足背动脉搏动正常。四肢关节正常。

> **思维提示**
>
> 患者糖尿病病程长，体态以消瘦为主，未见明显周围血管病变表现，未见明确周围神经病变表现。未见与甲状腺功能亢进症相关的眼部及甲状腺局部查体阳性体征，提示甲状腺相关疾病病情稳定。患者阳性体征不多，需要进一步进行实验室检查以确定糖尿病相关并发症的发病情况，甲状腺功能、自身免疫指标的情况，寻找更多与症状相关的证据，为下一步治疗提供方案及依据。

四、实验室和影像学检查

（一）初步检查内容及目的

常规检查包括血常规、尿常规、生化检查、糖化血红蛋白测定；糖尿病相关抗体测定，包括糖尿病自身抗体、抗核抗体检查；激素检查，包括甲状腺激素、TRAb，为明确患者病情做基本评估。

心电图、心脏超声、周围血管超声、肌电图、甲状腺超声、眼底检查为糖尿病及慢性发病症常规筛查。

（二）检查结果及思维提示

（1）血常规、尿常规、肝肾功能、24小时尿微量蛋白测定：正常。

（2）糖化血红蛋白：9.2%。

（3）糖尿病自身抗体：IAA 10U/ml（0～20U/ml），ICA 29.2U/ml（0～20U/ml），GADA 49.2U/ml（0～17U/ml）。

（4）空腹C肽：0.01ng/ml（0.929～3.73ng/ml）。

（5）甲状腺功能：TGAb 39.95U/ml，TPOAb 188.87U/ml，FT_3、FT_4、TSH正常，TRAb正常。

（6）标测心电图：窦性心律，电轴正常，正常范围心电图。

（7）心脏彩超：二尖瓣少量反流，三尖瓣少量反流（EF 70%）。

（8）肝胆脾胰彩超检查：未见异常。

（9）双肾、输尿管及膀胱彩超检查：未见异常。

（10）双下肢血管超声：双下肢轻度动脉粥样硬化。

（11）颈动脉超声：未见异常。

（12）甲状腺超声：甲状腺实质回声稍增粗。

（13）神经传导速度：双下肢神经传导速度正常。

（14）眼底照相、OCT：未见明显异常。

思维提示

患者糖尿病自身抗体阳性，结合血清C肽结果，提示1型糖尿病可能。患者缺乏1型糖尿病长病程后常规并发症发生证据，是否为典型1型糖尿病？是否存在多发性内分泌腺瘤病？

（三）进一步检查安排及结果

进一步完善内分泌相关激素，如性腺系列、皮质醇、ACTH、生长激素/IGF-1，结果均正常。

为进一步寻找患者病程长、胰岛功能下降、血糖波动与无明确糖尿病微血管并发症发生原因的关系，给予患者全外显子基因测序。结果见表17-1。

表17-1 基因检测结果

基因	染色体位置	变异信息	合子类型	疾病名称	遗传模式	变异来源	变异分类
MAFA	chr8:144512284	NM_201589.4:c.293G > A(p.Ser98Asn)	杂合	胰岛素瘤病和糖尿病 ［MIM:147630］	AD	NA	临床意义未明

AD.常染色体显性遗传；NA.无法提供

五、治疗方案及理由

入院后短期采用胰岛素泵降糖治疗，联合阿卡波糖50mg随餐口服。

六、治疗效果

患者出院后未发生严重低血糖及低血糖反应事件，3个月后糖化血红蛋白为7.2%。

七、对本病例的思考

本例患者最初诊断为1型糖尿病，基因诊断结果显示本例患者*MAFA* 8q24.3常染色体显性遗传，符合遗传综合征单基因糖尿病（胰岛素瘤-糖尿病综合征）。因此，本患者最终诊断为单基因糖尿病，导致单基因糖尿病的基因多态性与1型及2型糖尿病密切相关，目前已鉴定出50多个1型糖尿病易感位点及100余个2型糖尿病易感位点。

肌腱膜纤维肉瘤癌基因同源物A（MafA）是成熟胰岛β细胞的重要转录因子，对胰岛素基因的转录，胰岛素分泌和β细胞团的增殖、分化至关重要。MafA与PDX-1和NeuroD1/BETA2有协同作用，在胰岛β细胞和非胰岛β细胞中可诱导胰岛素基因的表达，有望成为糖尿病潜在的治疗靶点。目前文献报道，在糖尿病小鼠模型和糖尿病患者的研究中发现，*MafA*基因缺陷可导致糖耐量异常和糖尿病的发生。人类*MafA*基因突变/变异可能与特殊类型糖尿病如新生儿糖尿病或青少年的成人起病型糖尿病的致病及1型或2型糖尿病易感性的增加相关。对单基因疾病的重视及诊治，以及对胰岛β细胞的发育相关转录因子的探索，从临床角度为针对胰岛β细胞的治疗奠定了基础。

本例患者中可以看到，*MafA*基因为1型糖尿病易感基因，之前患者也符合1型糖尿病诊断的依据。患者*MafA*基因突变引起单基因糖尿病，因此在疾病早期过程中未引起大血管及微血管并发症，而患者为三代遗传，符合*MafA*基因遗传规律，也建议患者进一步进行家系验证。对于患者同时合并甲状腺疾病，虽然甲状腺疾病的发生与1型糖尿病有相似的自身免疫关联，但目前尚未发现*MafA*基因突变与甲状腺疾病相关。从这个病例可以看出，看似普通的疾病中，精准诊断可以为我们解析疾病发生的本源，从而为患者带来疾病预测及精准治疗的希望。

（哈尔滨医科大学附属第一医院内分泌科　刘昊凌　林文简）

参考文献

Akinci E，Banga A，Tungatt K，et al，2013．Reprogramming of various cell types to a beta-like state by Pdx1，Ngn3 and MafA．PLoS One，8（11）：e82424．

Bonnavion R，Jaafar R，Kerr-Conte J，et al，2013．Both PAX4 and MAFA are expressed in a substantial proportion of normal human pancreatic alpha cells and deregulated in patients with type 2 diabetes．PLoS One，8（8）：e72194．

Butler AE，Robertson RP，Hernandez R，et al，2012．Beta cell nuclear musculoaponeurotic fibrosarcoma oncogene family A（MafA）is deficient in type 2 diabetes．Diabetologia，55（11）：2985-2988．

Guo QS，Zhu MY，Wang L，et al，2012．Combined transfection of the three transcriptional factors，PDX-1，NeuroD1，and MafA，causes differentiation of bone marrow mesenchymal stem cells into insulin-producing cells．Exp Diabetes Res，2012：672013．

Guo S，Vanderford NL，Stein R，2010．Phosphorylation within the MafA N terminus regulates C-terminal dimerization and DNA binding．J Biol Chem，285（17）：12655-12661．

Hang Y，Yamamoto T，Benninger RK，et al，2014．The MafA transcription factor becomes essential to islet β-cells soon after birth．Diabetes，63（6）：1994-2005．

Matsuoka TA，Artner I，Henderson E，et al，2004．The MafA transcription factor appears to be responsible for tissue-specific expression of insulin．Proc Natl Acad Sci U S A，101（9）：2930-2933．

Matsuoka TA，Kaneto H，Kawashima S，et al，2015．Preserving Mafa expression in diabetic islet β-cells improves glycemic control *in vivo*．J Biol Chem，290（12）：7647-7657．

Riedel MJ，Asadi A，Wang R，et al，2012．Immunohistochemical characterisation of cells co-producing insulin and glucagon in the developing human pancreas．Diabetologia，55（2）：372-381．

Xu H，Tsang KS，Chan JC，et al，2013．The combined expression of Pdx1 and MafA with either Ngn3 or NeuroD improves the differentiation efficiency of mouse embryonic stem cells into insulin-producing cells．Cell Transplant，22（1）：147-158．

病例 18
间断四肢乏力 1 年

患者，男性，41岁，于2021年3月14日入院。

一、主诉

间断四肢乏力1年。

二、病史询问

（一）初步诊断思路及问诊目的

患者为中年男性，因"间断四肢乏力"就诊，结合患者既往诊治情况发现血钾降低，补钾治疗后症状好转。本次入院优先明确低钾血症原因，如钾摄入不足、胃肠道失钾、使用利尿剂、甲状腺功能亢进症、周期性低钾麻痹、原发性醛固酮增多症（简称原醛症）、肾动脉狭窄、肾小管酸中毒、Bartter综合征、Gitelman综合征等。问诊重点关注低钾的主要症状及演变特点，伴随症状，既往诊治经过，引起低钾血症的系统性疾病等问题。问诊时围绕低钾的诱因、加重和缓解因素；是否有胃肠道疾病、高血压病、自身免疫性疾病、甲状腺疾病史；是否有排钾药物应用史；一级亲属是否有低钾血症、甲状腺疾病、原醛症等疾病病史；是否完善生化检查、甲状腺功能、血气分析等检查。

（二）问诊主要内容及目的

（1）患者主要不适、何时发病、有无诱因、伴随症状、阴性症状：低钾血症发作有无诱因，发作形式，发作中伴随症状及缓解因素。是否有食欲缺乏、恶心、呕吐、腹泻、精神萎靡、体重下降，是否有钾摄入不足、胃肠道失钾。是否合并易怒、烦躁、失眠、心悸、乏力、怕热、多汗、消瘦等甲状腺功能亢进症可能。是否有向心性肥胖、情绪不稳定、易感染等库欣综合征可能。是否有关节疼痛、晨僵、光过敏、发热等自身免疫性疾病可能。是否合并高血压，降压药物应用及血压控制情况。

（2）患者就诊过程及相关检查：是否完善血、尿、便常规，甲状腺功能，醛固酮、皮质醇、促肾上腺皮质激素等激素检查，血气分析，肾动脉和心脏彩超。

（3）详细询问既往疾病史、个人史、家族史：是否合并高血压、甲状腺疾病、阻塞性睡眠呼吸暂停综合征。是否应用排钾药物。家族史重点关注高血压、甲状腺疾病、早发脑血管意外家族史。一级亲属是否有高血压、原发性酮固酮增多症。

（三）问诊结果及思维提示

患者为中年男性，1年前无明显诱因出现四肢乏力，就诊于当地医院，查血钾1.8mmol/L，诊断为"低钾血症"，给予补钾治疗后症状好转，自行停药。停药后间断出现四肢乏力，无恶心、呕吐、腹痛、腹泻、头晕、头痛、多汗、易饥、手足搐搦，自行服用氯化钾后好转。1个月前患者四肢乏力症状加重，补钾同时于上级医院就诊，已完善血、尿、便常规，甲状腺功能，自身免疫抗体，血气分析，肾动脉、心脏彩超等检查，未见明显异常。患者自发病来饮食睡眠可，二便正常，体重无明显变化。既往高血压病史，多种降压药物联合应用，血压控制欠佳。否认甲状腺疾病、自身免疫性疾病、胃肠道疾病等病史。有高血压病家族史，否认甲状腺疾病家族史。

思维提示

患者为中年男性，因间断四肢乏力，发现低钾血症，本次入院主要明确低钾血症的原因。通过问诊可明确，患者发作时无明显诱因，无激素、利尿剂、甘草提取物及不明成分中药应用史，无胃肠道疾病，无自身免疫性疾病，无甲状腺功能亢进症及甲状腺功能亢进症家族史，无低钾血症家族史，有高血压及高血压家族史。结合患者难治性高血压病史及相关检查，初步诊断原醛症，其临床主要表现为高血压伴低血钾，且心脏、肾脏等高血压靶器官损害更为严重。需要进一步检查以明确诊断及病因。

三、体格检查

（一）重点检查内容及目的

体格检查时需要重点注意甲状腺大小、质地，有无压痛。有无满月脸、水牛背、向心性肥胖及皮肤紫纹。注意四肢肌力及第二性征发育情况。注意周身是否有水肿。心脏听诊注意心率、心律、心音、额外心音、杂音。注意神经系统查体，排除神经系统疾病导致的肢体乏力。

（二）体格检查结果及思维提示

一般状态尚可，营养中等，神清语利，查体合作。T 36.9 ℃，BP 165/112mmHg，P 86次/分，R 18次/分，身高185cm，体重85kg，BMI 24.84kg/m²。甲状腺未触及肿大，质软无压痛；心律齐，无病理性杂音；无向心性肥胖及皮肤紫纹；颈软，四肢肌力5⁻级，腱反射减弱，巴宾斯基征阴性；第二性征发育正常。

> **思维提示**
>
> 患者四肢肌力及腱反射减弱，符合低钾血症体征。血压明显升高，心脏查体未见明显阳性体征。神经系统查体阴性，不支持神经系统疾病。无甲状腺肿大、向心性肥胖、皮肤紫纹及变薄，排除甲状腺功能亢进症及库欣综合征。进一步行实验室及影像学检查明确病因、鉴别诊断，提供诊疗思路。

四、实验室和影像学检查

（一）初步检查内容及目的

（1）血、尿、便常规：评估病情。

（2）生化系列、心电图、心脏彩超、腹部彩超、泌尿系彩超、颈部及下肢血管彩超：评估靶器官损害。

（3）甲状腺功能、24小时尿离子、醛固酮、肾素：鉴别低钾血症原因。

（4）肾上腺CT、增强CT及双侧肾上腺静脉取血（adrenal vein sampling，AVS）：确定原发性醛固酮增多症（简称原醛症）分型诊断。

（二）检查结果及思维提示

（1）血常规：正常。

（2）尿常规：尿蛋白（±）。

（3）葡萄糖、血脂：未见明显异常。

（4）肾功能、肝功能：未见明显异常。

（5）甲状腺功能：正常。

（6）离子：钙2.00mmol/L（2.11～2.52mmol/L），钾2.8mmol/L（3.5～5.3mmol/L）。

（7）24小时尿离子：钾47.52mmol/24h（25～100mmol/24h）。

（8）醛固酮：249.04pg/ml（10～160pg/ml）。

（9）肾素：3.81pg/ml（4～24pg/ml）。

（10）血浆醛固酮/肾素浓度比值（aldosterone to renin ratio，ARR）：65.4（0～40）。

（11）心电图：T波改变。

（12）心脏彩超：射血分数56%，左心室壁增厚，左心室舒张功能降低。

（13）颈部血管彩超：双侧颈动脉内膜增厚。

（14）下肢血管彩超：内膜增厚并有斑块（单发）。

（15）腹部彩超：脂肪肝，肝囊肿。

（16）泌尿系彩超：未见明显异常。

（17）肾上腺64层螺旋CT平扫（图18-1）：左侧肾上腺略增粗伴结节，直径约1.2cm。

（18）肾上腺增强256层螺旋CT平扫描（图18-2）：双侧肾上腺增粗，左肾上腺可见结节影。

（19）AVS结果：见表18-1。

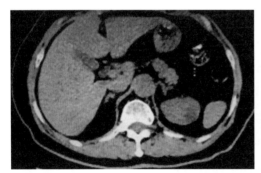
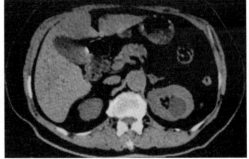

图18-1 肾上腺64层螺旋CT平扫

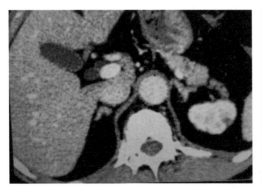
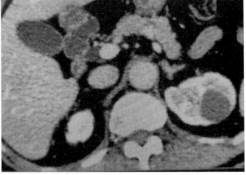

图18-2 肾上腺256层螺旋CT增强扫描

表18-1 AVS结果判读

项目（ACTH）	时间	醛固酮（pg/ml）	皮质醇（nmol/L）	选择指数	校正后醛固酮	单侧指数	优势侧指数
右肾上腺V1	8：37	100 000	36 193	62.29	2.76	4.40	1.77
右肾上腺V2	8：41	37 300	43 347	74.61	0.86	/	/
下腔（右）	8：42	365	581.01	/	0.63		
左肾上腺AV	8：53	50 800	32 605	50.45	1.56	2.31	/
左肾上腺CT	8：54	29 400	21 065	32.60	1.40	/	/
下腔（左）	8：55	435	646.26	/	0.67	/	/

根据AVS判断标准：本例患者为非ACTH兴奋，选择指数≥2.0，提示插管成功，优势侧指数≥4.0或优势侧指数3.0～4.0的同时对侧指数≤1提示优势分泌。

本例患者AVS结果：提示无优势侧分泌

思维提示

ARR是原发性醛固酮增多症首选的筛查指标，筛查前应做如下准备：①尽量将血钾纠正至正常范围；②维持正常钠盐摄入；③停用醛固酮受体拮抗剂、利尿剂及甘草提炼物至少4周；④停用血管紧张素转化酶抑制剂、血管紧张素受体拮抗剂、钙通道阻滞药类药物至少2周。但如果服药时肾素活性＜1ng/（ml·h）或低于正常检测下限同时合并ARR升高，考虑原醛症可能大，可维持原有药物治疗。本例患者男性，41岁，肾功能正常，否认利尿剂、甘草提炼物使用史，持续补钾治疗，血钾接近正常范围，钠盐摄入正常。该患者既往使用4种降压药，血压仍＞140/90mmHg，于院外已经停用影响ARR值的药物4周，改为α受体阻滞剂及非二氢吡啶类钙通道阻滞药后，醛固酮及ARR值明显升高，符合原醛症诊断。随即患者进行确诊试验——卡托普利试验，卡托普利试验后2小时血醛固酮浓度173.26pg/ml，未被抑制，原醛症诊断明确。患者肾上腺CT、增强CT未能明确分型，根据专家共识，患者有手术治疗意愿，且CT提示有双侧肾上腺形态异常（包括增生或腺瘤），需要进一步行AVS，以明确有无优势分泌，患者AVS无优势分泌，可诊断为特发性醛固酮增多症（简称特醛症）。

五、治疗方案及理由

1.治疗方案 螺内酯40mg每日1次口服；缬沙坦80mg每日1次口服。

2.理由 特醛症患者推荐螺内酯治疗，但应用大剂量螺内酯可能会出现男性乳腺发育等不良反应。且患者高血压病史较长，已出现心脏重构、动脉硬化等靶器官损害。小剂量螺内酯联合其他降压药物治疗特醛症方案可避免肾功能不全及男性乳腺发育等，改善患者生活质量。血管紧张素转化酶抑制剂、血管紧张素受体拮抗剂可能对部分血管紧张素Ⅱ敏感的特醛症有一定治疗效果，且可改善心脏重构，故患者应用螺内酯40mg联合缬沙坦80mg口服。

六、治疗效果及思维提示

患者血压控制在130/80mmHg，血钾正常，肌力正常，无乏力不适。

思维提示

> 特醛症首选药物治疗。建议螺内酯作为一线用药，依普利酮为二线药物。螺内酯起始治疗剂量为20mg/d，根据病情需要可逐渐增加至最大剂量100mg/d。需要注意，螺内酯可导致男性乳房发育，其不良反应与剂量相关，建议应用小剂量螺内酯联合其他降压药物治疗特醛症，以减少不良反应，改善生活质量。对于药物治疗患者，需要定期复查肾功能、电解质并检测血压，根据血钾、血压等指标调整药物剂量。

最终诊断：特发性醛固酮增多症；脂肪肝；肝囊肿；颈动脉硬化症；下肢动脉硬化症。

七、对本病例的思考

本例患者长期高血压未予重视，出现低血钾1年才被确诊，但仅有9%～37%的原醛症患者存在低钾血症，临床工作中易出现漏诊、误治。对于年轻发病、多种降压药物血压控制差及新诊断的高血压病患者应注意筛查原醛症。《原发性醛固酮增多症诊断治疗的专家共识》（2020版）推荐在以下人群中进行筛查：①持续性高血压（＞150/100mmHg）者，使用3种常规降压药（包括利尿剂）无法控制血压（＞140/90mmHg）的患者，使用≥4种降压药才能控制血压（＜140/90mmHg）的患者及新诊断的高血压患者；②高血压合并自发性或利尿剂所致的低钾血症的患者；③高血压合并肾上腺意外瘤的患者；④早发性高血压家族史或早发（＜40岁）脑血管意外家族史的高血压患者；⑤原醛症患者中存在高血压的一级亲属；⑥高血压合并阻塞性呼吸睡眠暂停的患者。

原醛症患者心脏、肾脏等高血压靶器官损害更为严重，早期诊断、治疗至关重要。

原醛症的分型诊断是临床上的难点，临床医生不能仅依靠影像学来判定病变的类型。AVS是区分单侧或双侧分泌最可靠、最准确的方法，灵敏度和特异度均可达到90%以上。本例患者肾上腺CT、增强CT均可见单侧孤立结节影，若仅以肾上腺CT结果指导治疗，将出现误诊、误治。对原醛症患者，合理利用AVS可行精确分型，对治疗方案的选择有关键意义。此外，对于年轻的原醛症患者或有原醛症或早发脑卒中家族史的患者还应完善基因检测，以确诊或排除糖皮质激素可抑制性醛固酮增多症、家族性醛固酮增多症Ⅲ型。

（哈尔滨医科大学附属第一医院内分泌科　马雪菲　高昕媛）

参考文献

中华医学会内分泌学分会，2020. 原发性醛固酮增多症诊断治疗的专家共识（2020版）. 中华内分泌代谢杂志，36（9）：727-735.

Mulatero P，Monticone S，Deinum J，et al，2020. Genetics，prevalence，screening and confirmation of primary aldosteronism：a position statement and consensus of the Working Group on Endocrine Hypertension of The European Society of Hypertension. J Hypertens，38（10）：1919-1928.

Reincke M，Bancos I，Mulatero P，et al，2021. Diagnosis and treatment of primary aldosteronism. Lancet Diabetes Endocrinol，9（12）：876-892.

Satoh M，Maruhashi T，Yoshida Y，et al，2019. Systematic review of the clinical outcomes of mineralocorticoid receptor antagonist treatment versus adrenalectomy in patients with primary aldosteronism. Hypertens Res，42（6）：817-824.

Xu Z，Yang J，Hu J，et al，2020. Primary aldosteronism in patients in china with recently detected hypertension. J Am Coll Cardiol，75（16）：1913-1922.

病例19
左手阵发性抽搐3年，阵发性头晕1年

患者，男性，14岁。

一、主诉

左手阵发性抽搐3年，阵发性头晕1年。

二、病史询问

（一）诊断思路及问诊目的

患者为青少年男性，3年前出现阵发性左手抽搐，近1年出现阵发性头晕。问诊主要围绕引起抽搐和头晕可能的病因。首先应明确左手抽搐的原因。一般而言，引起手足抽搐的常见原因有离子紊乱，尤其是钙离子紊乱，以及神经精神系统疾病，如癫痫。其次需明确近1年出现阵发性头晕的原因，需要明确有无高血压。

（二）问诊主要内容及目的

（1）问诊的主要线索包括患者主要不适、何时发病、有无诱因、伴随症状：患者以"抽搐"为首发症状，需要注意发作时有无意识障碍，有无尿便失禁，症状发作是否与感染、劳累和情绪变化有关。患者幼年时接受补钙治疗，症状可以缓解，考虑为低钙血症导致的抽搐，问诊中需要明确颈部手术史和低钙血症引起的其他器官、系统的症状，如有无白内障、牙齿发育障碍、QT间期延长、脑电图异常等。患者近1年出现头晕、头痛、黑矇症状，症状发作时血压高，需要排查继发性高血压的症状和病因，如多血质外貌、满月脸、皮肤瘀斑、发作性肢体无力症状，以及血压升高是否为阵发性，血压升高时有无剧烈头痛、大汗、心悸症状等，明确降压药物的疗效。

（2）患者就诊过程及相关检查：需要了解患者有无低血钙，是否接受过补钙治疗。患者血压升高，有无阳性检查结果，有无使用降压药物及其疗效如何。

（3）详细询问既往疾病史、个人史、家族史：患者出生时有无异常，患者身高的变化，患者有无白内障、佝偻病、癫痫，有无高血压、低钙血症的遗传病和家族史。

（三）问诊结果及思维提示

患者为足月顺产儿，出生时低体重，身长短，出生后身高一直较同龄人矮小，智力正常。患者幼年时有低血钙，间断补钙。患者有先天性白内障，11年前和7年前分别行人工晶状体置换手术。患者的父母无近亲结婚史，患者无抽搐和低血钙、高血压家族史，无颈部手术史，无降血钙药物使用史。患者左手抽搐时无意识障碍。患者阵发性头晕1年，近6个月出现晨起头晕、头痛症状加重，症状加重时血压高160/100mmHg，无发作性头痛、大汗、心悸症状，口服利血平后血压降至正常范围，症状减轻。

思维提示

通过问诊可以明确，患者无外伤史、手术史，无家族性遗传病史，有先天性白内障，身材低于同龄儿童。患者幼年起病，表现为左手阵发性抽搐，间断补钙治疗，考虑为低钙血症所致的抽搐，考虑甲状旁腺功能减退的可能。近1年患者有头痛、头晕、血压升高，口服利血平降压治疗。患者无发作性肢体软瘫。患者需要进一步检查以明确低钙血症及甲状旁腺激素的水平。青少年合并高血压患者需要进一步检查RAAS激素和肾上腺影像学以排除继发性高血压的可能。

三、体格检查

（一）重点检查内容及目的

患者幼年起病，身材矮小，有低钙抽搐、高血压，因此应对患者进行系统、全面的检查，包括体格、外貌、身高、上部量和下部量、牙齿和脊柱、四肢发育，以及皮肤是否有紫纹、瘀斑，是否有向心性肥胖、黏液性水肿等。

（二）体格检查结果及思维提示

T 36.3 ℃，P 68次/分，R 16次/分，BP 130/90mmHg。身高146cm，指距142cm，上部量72cm，下部量74cm，神志清楚，反应良好，视力差、听力差。圆脸、塌鼻、短颈、眉毛无脱落、齿列稀疏、舌肥厚。甲状腺无肿大，遁甲胸，腋毛稀疏，双肺呼吸音清，心律齐，无杂音，腹部未见紫纹，腹部查体未见异常，外生殖器发育Ⅲ期，双下肢无水肿。扁平足，面神经叩击征阴性，束臂试验阴性。

思维提示

　　根据体格检查结果，考虑患者合并体格发育异常，包括身材矮小、圆脸、短指畸形，符合Albright遗传性骨营养不良的表现。进一步实验室检查的目的，首先明确是否存在低钙血症、甲状旁腺功能减低，以及由此所致的全身系统损伤的程度，进行其他内分泌腺体功能的评估。其次是除外肾上腺皮质和髓质功能异常所致的高血压，判断病情，为下一步治疗方案提供依据。

四、实验室和影像学检查

（一）初步检查内容及目的

（1）生化全项、血尿常规。

（2）动脉血气分析、24小时尿离子、甲状旁腺激素，评估病情。

（3）甲状腺功能、性腺功能、皮质醇和ACTH、GH、肾素血管紧张素，进行鉴别诊断和评估病情。

（4）胸部正侧位X线片、手部X线片，头部CT、肾上腺CT等。

（5）心脏彩超、肝胆脾胰彩超、泌尿系彩超等。

（二）结果及思维提示

（1）牙齿发育：见图19-1。

（2）血离子、尿离子、PTH检查：见表19-1。

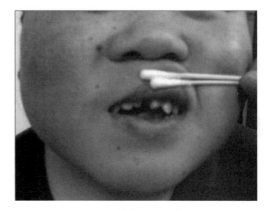

图19-1　牙齿发育——齿列稀疏

表19-1　血离子和尿离子、PTH检查结果

	第1次	第2次	正常范围
血钙（静脉血）（mmol/L）	2.47	2.46	2.08～2.6
血磷（静脉血）（mmol/L）	1.44	1.67	0.96～1.62
血钾（静脉血）（mmol/L）	4.4	4.2	3.5～5.2
游离钙（动脉血）	0.98		1.15～1.29
24小时尿钙（mmol/L）	1.3	2.2	2.5～7.5
24小时尿磷（mmol/L）	13.96	15.04	12～42
PTH（pg/ml）	240.3		10～69

（3）手部X线片：见图19-2。

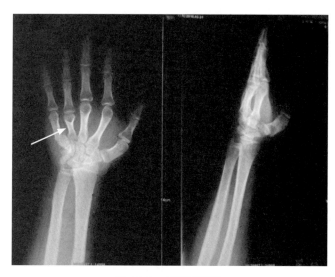

图19-2　手部X线片

左腕关节正侧位X线片示第4掌骨变短，掌骨征阳性

（4）甲状腺功能、性腺功能及肾上腺激素检查：见表19-2。

表19-2　甲状腺、性腺、肾上腺激素检查结果

	第1次	第2次	正常范围
FT$_3$/FT$_4$	N		
TSH（μU/L）	6.403 4	7.106 7	0.35～4.94
FF（nmol/L）	320.9	526.8	171～536
ALD（pg/ml）	120.3	—	普食卧位60～170
肾素-血管紧张素	N	—	
T（ng/dl）	370.9	—	男性260～800
FSH（mU/ml）	9.46	—	男性0.7～11.1
LH（mU/ml）	5.16	—	男性0.8～7.6
PRL（ng/ml）	18.26	—	男性2.5～17
GH（ng/ml）	0.84	—	0～10

注：N表示在正常范围内

（5）胸部X线正侧位片：见图19-3。

（6）头部CT：见图19-4。

（7）肾上腺CT：见图19-5。

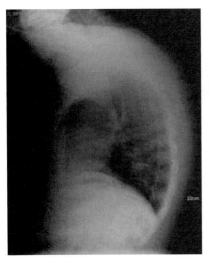
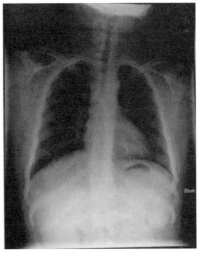

图19-3 胸部正侧位X线片

胸部正侧位X线片示脊柱弯曲

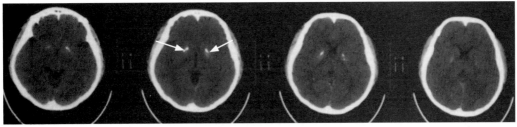

图19-4 头部CT

头部CT示双侧苍白球对称性钙化

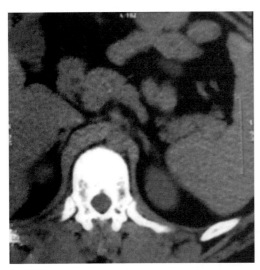
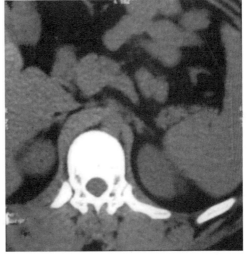

图19-5 肾上腺CT

双肾上腺CT示未见显著征象

（8）心脏彩超：结构和心功能正常。

（9）心电图：窦性心律，正常心电图。

（10）双肾及肾动脉彩超：未见异常。

（11）头MRA：大脑后动脉变细。

（12）眼科检查：未见视盘水肿。

思维提示

分析检查结果：①患者环指短指畸形、头部基底节区双侧对称性异常钙化，骨骼系统发育异常（齿列稀疏、胸椎异常弯曲），血钙在正常范围，血磷在正常或超过正常上限波动，同时血PTH异常升高，符合假性甲状旁腺功能减退症的改变；②血游离甲状腺激素水平在正常范围，TSH轻度高于正常范围，同时PTH升高，符合假性甲状旁腺功能减退症TSH抵抗的变化；③血肾上腺皮质醇和RAAS激素正常，不支持皮质醇增多症和原醛症的诊断。

五、治疗方案

（1）左甲状腺素钠片：50μg/d口服。

（2）碳酸钙D_3片：1～2片/日口服。

（3）苯磺酸氨氯地平：5mg/d口服，血压有波动。

（4）补充维生素D：阿法骨化醇0.5μg/d口服。

六、治疗效果

（1）血钙波动于2.29～2.47mmol/L，血磷波动于1.11～1.44mmol/L，PTH波动于171.6～263pg/ml，患者无抽搐。

（2）TSH自6.4034μU/ml逐渐降至3.665μU/ml，FT_4波动于0.99～1.03ng/dl。

（3）血压波动于135～145mmHg/（80～90）mmHg。

七、对本病例的思考

（1）假性甲状旁腺功能减退症（pseudohypoparathyroidism，PHP），是由于PTH受体缺陷导致靶细胞对PTH抵抗，具有与甲状旁腺功能减退症类似的生化表现。由于患者对外源性PTH无反应，血清中PTH显著高于正常。

（2）PHP的临床表现多样，主要包括PTH抵抗（低血钙、高血磷、PTH高于正常）、短指/趾畸形（E型）、异位骨化（异位骨岛、皮肤骨瘤）、TSH抵抗（TSH升高、甲状腺抗体阴性）和促性激素抵抗、Albright遗传性骨营养不良（生长板和短骨过早闭合、身材矮小、粗壮）、其他（早发性肥胖、降钙素升高、生长激素缺乏、神经认知障碍等）。

（3）PHP和相关疾病的分型，包括PHP1型和PHP2型，假假性甲状旁腺功能减退（PPHP），进行性骨异型常发育（POH），肢端骨/肢端发育不全。根据尿cAMP对外源性PTH注射后的反应将PHP分为PHP1型（外源性PTH刺激后，肾源性cAMP和磷酸盐不升高）和PHP2型（外源性PTH刺激后，肾源性cAMP和磷酸盐升高）。PHP1型又可以分为1a、1b、1c三种类型。PHP型是由于母源性 *GNAS* 基因突变或上游甲基化差异表达区域异常所致。PHP2型发病的分子机制不明。

（4）PHP和高血压：PHP合并的其他代谢紊乱包括高血压、胰岛素敏感性降低、糖代谢异常等。在PHP1a和PHP1b型中均有合并高血压的报道。可能的机制：RAAS和交感神经系统的改变、肥胖、PTH升高等。PTH可以影响血管的舒张作用。据统计，PTH升高可能与高血压发生的风险增加有关。原发性甲状旁腺功能亢进症患者高血压的患病率较高。

（5）本例患者具有典型的PHP临床表现（身材矮小、圆脸、短指、齿列稀疏等）。与大多数病例不同，患者生化表现中血钙多在正常范围，但是患者幼年有低血钙病史，有先天性白内障和头部基底节区异常钙化，与甲状旁腺功能减退症的表现类似。激素检查结果清楚显示了PTH显著高于正常，同时患者的TSH也轻度高于正常。上述表现均符合PHP的诊断，而进一步基因检测将更有助于PHP的分型诊断。本例患者同时合并高血压，在排除了肾上腺皮质和髓质功能异常所致的高血压后，需要注意PTH升高对血压的影响。因此，对于原发性甲状旁腺功能亢进症和PHP的患者，需要关注血压的变化和心血管系统的影响。

（6）PHP是一种罕见的遗传性内分泌疾病，有很高的漏诊及误诊率。患者从幼儿期至成年期面临着与钙磷代谢紊乱相关一系列病理生理问题，包括抽搐或癫痫、其他腺体功能异常（甲状腺功能减退、性腺功能减退、生长激素缺乏等），还可能导致认知及心理问题的发生。因此，应让患者及家属了解PHP的病理生理、临床表现和治疗方面的基本知识，了解定期检查随访的重要性，以预防或延缓并发症的发生。

（哈尔滨医科大学附属第一医院内分泌科　姜　崴　刘晓民　曹明明）

参考文献

Eastell R，Brandi ML，Costa AG，et al，2014．Diagnosis of asymptomatic primary hyperparathyroidism：proceedings of the Fourth International Workshop．J Clin Endocrinol，99（10）：3570-3579．

Guan B，Welch JM，Sapp JC，et al，2016．GCM2-activating mutations in familial isolated hyperparathyroidism．Am J Hum Genet，99（5）：1034-1044．

Lundstam K，Heck A，Mollerup C，et al，2015．Effects of parathyroidectomy versus observation on the development of vertebral fractures in mild primary hyperparathyroidism．J Clin Endocrinol，100（4）：1359-1367．

Riss P，Kammer M，Selberherr A，et al，2016．The influence of thiazide intake on calcium and parathyroid hormone levels inpatients with primary hyperparathyroidism．Clin．Endocrinol（Oxf.），85（2）：196-201．

Silverberg SJ，Clarke BL，Peacock M，et al，2014．Current issues in the presentation of asymptomatic primary hyperparathyroidism：proceedings of the Fourth International Workshop．J Clin Endocrinol Metab，2014，99（10）：3580-3594．

Stein EM，Silva BC，Boutroy S，et al，2013．Primary hyperparathyroidism is associated with abnormal cortical and trabecular microstructure and reduced bone stiffness in postmenopausal women．J Bone Miner，28（5）：1029-1040．

Vestergaard P，Mollerup CL，Frøkjær VG，et al，2003．Cardiovascular events before and after surgery for primary hyperparathyroidism．World J，27（2）：216-222．

Vignali E，Viccica G，Diacinti D，et al，2009．Morphometric vertebral fractures in postmenopausal women with primary hyperparathyroidism．J Clin Endocrinol，94（7）：2306-2312．

Walker MD，Cong E，Lee JA，et al，2015．Low vitamin D levels have become less common in primary hyperparathyroidism．Osteoporos，26（12）：2837-2843．

Yeh MW，Ituarte PHG，Zhou HC，et al，2013．Incidence and prevalence of primary hyperparathyroidism in a racially mixed population．J Clin Endocrinol，98（3）：1122-1129．

病例20
乏力1个月，伴肌肉酸痛、手足麻木

患者，女性，16岁，于2020年10月20日入院。

一、主诉

乏力1个月，伴肌肉酸痛、手足麻木。

二、病史询问

（一）初步诊断思路及问诊目的

患者为青年女性，1个月前出现乏力，伴有肌肉酸痛、手足麻木。应该明确患者乏力原因。乏力在内分泌系统的常见疾病是离子紊乱（如低钾血症、低钠血症等）、糖尿病、甲状腺功能亢进症、肾上腺功能减退症等。肌肉酸痛、手足麻木同样提示患者可能存在低钾、低钙等离子紊乱。因此，问诊主要围绕有无心悸、多汗、发作性软瘫、口渴、多饮、多尿、食欲减退、恶心、呕吐、腹泻、消瘦、高血压、长期药物或保健品服用史、胃肠道引流或造瘘，以及进食情况等，注意询问发病时的主要症状及病情进展特点、伴随症状、相关治疗及效果如何等问题，并兼顾重要鉴别疾病的临床表现，以提供诊断线索。

（二）问诊主要内容和目的

（1）乏力是否伴有心悸、多汗、消瘦、口渴、多饮、多尿、食欲缺乏、恶心、呕吐、腹泻等。

若患者有心悸、多汗、消瘦等，需要检查甲状腺功能，除外甲状腺功能亢进症。若患者有口渴、多饮、多尿等，则不除外糖尿病，需要检测血糖以鉴别。若患者有食欲减退、恶心、呕吐等，则不除外肾上腺功能减退，需要检测血离子、皮质醇、促肾上腺皮质激素等以鉴别。

（2）肌肉酸痛、手足麻木有无诱因，发作的时间、发作的程度及伴随症状。

询问肌肉酸痛、手足麻木是否存在诱因，有助于鉴别其是由原发性疾病导致还是由继发性疾病导致。症状发作的时间是否存在规律也可帮助鉴别诊断。是否伴有发作性软瘫，提示是否存在低钾性麻痹，需要检测血离子等以鉴别。

（3）发病前是否有长期药物或保健品服用史、进食情况、胃肠道引流或造瘘情况等。

长期服用利尿剂、甘草制剂、棉籽油等的患者会出现离子紊乱导致的低钾血症，会出现乏力、手足麻木等。若患者进食量少，每日钾的摄入量＜3g，并持续2周以上；或大面积烧伤和放腹水、腹腔引流、腹膜透析，不适当的血液透析等，都会出现低钾血症导致的乏力。但去除以上诱发因素后症状可自行缓解，以此可鉴别。

（4）入院前是否进行了检查和治疗，效果如何。

通过了解院外相关检查、治疗的情况可对疾病发生的可能性做初步诊断。发现离子紊乱则有助于鉴别低钾血症。进一步分析药物选择是否合理等问题。相关治疗后患者临床症状是否能缓解或进一步加重。

（5）既往有何种疾病，是否有高血压。

患者若有离子紊乱，尤其是低钾血症，则应询问患者血压情况，如高血压的程度、用药等。若有高血压、低血钾，则考虑原发性醛固酮增多症、库欣综合征、假性醛固酮增多症（Liddle综合征）等疾病；若血压不高，则考虑巴特综合征（Bartter Syndrome，Bartter综合征）、吉泰尔曼综合征（Gitelman syndrome，Gitelman综合征）、肾小管酸中毒等疾病。

（三）问诊结果及思维提示

患者女性，16岁，高二学生。既往身体健康，无长期药物或保健品服用史。无甘草制剂或棉籽油服用史。患者足月顺产，家中独生女，母亲妊娠期无羊水过多史。患者自幼生长发育、智力与同龄人相仿。父母否认既往病史，父母非近亲结婚。患者月经规律，未婚。患者于入院前1个月前出现乏力，伴有肌肉酸痛、手足麻木。无明显发作性软瘫，无心悸、多汗、消瘦，无口渴、多饮、多尿，无食欲减退、恶心、呕吐、腹泻。遂到当地医院就诊，查血钾2.11mmol/L，当地医院给予患者补钾对症治疗后症状稍缓解，复查血钾3.97mmol/L，即停用补钾药物出院。入院前15天患者无明显不适，到当地医院复诊，复查血钾2.51mmol/L，当地医院未给予患者补钾治疗。入院前一周，患者为求明确诊治就诊于笔者所在医院门诊，测血钾2.87mmol/L，血镁0.67mmol/L，二氧化碳结合力（CO_2CP）28.4mmol/L，门诊医生给予患者口服螺内酯40mg每日2次，枸橼酸钾颗粒2袋每日3次。第2天患者复查血钾3.14mmol/L，血镁0.66mmol/L。患者被收住院。自发病以来，精神，睡眠可，二便正常，体重无显著改变。

思维提示

通过问诊可明确，患者既往体健，无慢性消耗性疾病，无手术外伤史，无长期服用利尿剂、甘草制剂、棉籽油等容易导致低钾药物服用史，无进食量少、腹泻等胃肠道失钾的病史，无高血压病史。本次发病表现为乏力、肌肉酸痛、手足麻木，于当地医院发现低钾血症，补钾后血钾可升至正常，但停药后血钾难以维持。需要进一步检查以明确低钾血症的原因。

三、体格检查

（一）重点检查内容及目的

低钾血症起病多数呈隐匿和慢性进行性，导致低钾血症病因众多，临床表现多样，因此应对患者进行系统、全面的检查，应重点检查患者的血压、体重、营养情况、甲状腺大小、有无结节，心脏情况，外形有无畸形，有无库欣综合征的特征性外观，四肢肌力等。

（二）体格检查结果及思维提示

T 36.5 ℃，P 80次/分，R 18次/分，BP 92/63mmHg。发育正常，营养中等，神志清楚，自主体位，查体合作。一般状态尚可，头颅、四肢无畸形，眼睑无水肿，巩膜无黄染，双侧瞳孔等大等圆，对光反射正常存在。无满月脸、水牛背、锁骨上脂肪垫、紫纹等库欣综合征特征。颈软，双侧甲状腺未触及肿大。胸廓对称，双侧肋骨、胸骨无压痛。双肺呼吸音清，未闻及干、湿啰音。心率80次/分，律齐，未闻及病理性杂音。生理反射存在，病理反射未引出。四肢肌力Ⅴ级。

思维提示

体格检查结果提示患者血压不高（92/63mmHg），不支持原发性醛固酮增多症。同时患者无满月脸、水牛背、锁骨上脂肪垫、紫纹等表现，也不支持库欣综合征。患者心率80次/分，无突眼和甲状腺肿大，不支持毒性弥漫性甲状腺肿（Graves病）。但患者阳性体征不多，仅发现有血压偏低，进一步实验室检查的目的是，首先明确患者低血钾、低血压的原因，其次判定病情，为下一步治疗方案提供依据。

四、实验室和影像学检查

（一）初步检查内容及目的

（1）血常规、尿常规、便常规、生化检查：评价病情。

（2）24小时尿离子：鉴别诊断。

（3）甲状腺功能：鉴别诊断。

（4）风湿免疫功能：鉴别诊断。

（5）各类激素检测：如皮质醇、促肾上腺皮质激素、醛固酮、肾素，性腺系列等以鉴别诊断。

（6）彩超：鉴别诊断。

（7）基因检测：鉴别诊断。

（二）检查结果及思维提示

（1）血常规：血小板计数 $419×10^9$/L。

（2）便常规：均在正常范围。

（3）尿常规：pH 7.5，余均正常。

（4）生化检查：肝功能，血脂、血糖均在正常范围。肾功能：肌酐33.1mmol/L。血电解质：钠136.4mmol/L（146～145mmol/L），钾3.14mmol/L（3.5～5.2mmol/L），镁0.66mmol/L（0.67～1.04mmol/L），磷1.39mmol/L（1.45～2.1mmol/L）。

（5）24小时尿离子：尿钾157.08mmol/L（25～100mmol/L），尿钠348.6mmol/L（130～260mmol/L），尿氯312.6mmol/L（170～250mmol/L），尿钙0.6mmol/L（2.5～7.5mmol/L）。

（6）24小时尿肌酐：5237μmol/L（5300～16 000μmol/L）。

（7）甲状腺功能、性腺功能、甲状旁腺激素：均正常。

（8）风湿免疫功能：抗核抗体系列均正常。

（9）糖皮质激素测定：皮质醇8：00 632.3mmol/L，16：00 221nmol/L（171～536nmol/L）；促肾上腺皮质激素20.5pg/ml（0～46pg/ml）。

（10）卧立位试验：（卧位）醛固酮807.74pg/ml（10～160pg/ml），肾素354.53pg/ml（4～24pg/ml），血浆醛固酮/肾素浓度比值（ARR）2.28；（立位）醛固酮893.53pg/ml（10～160pg/ml），肾素833.95pg/ml（4～24pg/ml），ARR值1.07。

（11）彩超：腹部彩超、下肢彩超均无明显异常。

（12）基因检测：具体结果见表20-1。

表20-1 基因检测结果

基因	染色体位置	参考转录本	位置	cDNA水平	蛋白水平	状态	变异分类
SLC12A3	chr16: 56906321	NM_000339.2	Exon7	c.911C>T	p.（Thr304Met）	杂合	病理性
SLC12A3	chr16: 56947187	NM_000339.2	Exon26	c.2963T>C	p.（Ile988Thr）	杂合	可疑病理性

思维提示

重要的检查结果有3项。

（1）生化检查：低钾血症、低镁血症、偏碱血症、高尿钾、低尿钙。

（2）激素水平测定：高醛固酮、高肾素。

（3）基因检测：*SLC12A3*基因突变。结合患者的病史、体格检查和实验室检查结果，Gitelman综合征的诊断成立。

五、治疗方案及理由

（一）治疗方案

1.饮食调整　首先，建议饮食补充。多食用富含钾、镁的食物，如谷物、薯类、牛奶、蔬菜、坚果、黑巧克力等。其次，患者血压偏低，鼓励多进食含盐饮食。

2.电解质替代治疗　氯化钾每次1g，每日3次口服。

3.醛固酮拮抗剂　螺内酯每次40mg，每日3次口服。

（二）理由

本患者为青少年，临床表现有乏力、肌肉酸痛、手足麻木、低钾血症、低镁血症、碱血症、高尿钾、低尿钙、低血压，高醛固酮、高肾素，基因检测显示*SLC12A3*基因突变，Gitelman综合征诊断成立。但患者病程短，尚未出现其他器官的损伤，此时应积极给予对症治疗，使患者的血钾维持在3.0mmol/L以上，血镁维持在0.6mmol/L以上，稳定患者离子，保证正常的生活，以避免疾病进一步进展而导致室性心律失常、手足抽搐、横纹肌溶解、肾衰竭、生长发育迟缓等各系统的表现。

六、治疗效果及思维提示

氯化钾、螺内酯治疗1周后，患者乏力、肌肉酸痛、手足麻木症状缓解，低钾血症、低镁血症也基本纠正，病情稳定，出院。门诊随访，患者在治疗期间曾自行停药，测血钾3.31mmol/L，血镁0.68mmol/L，再次出现乏力，服药后症状好转，血钾上升。

思维提示

> 患者Gitelman综合征诊断明确，经过积极治疗后病情明显好转，低钾血症、低镁血症也基本纠正，提示治疗方案有效。电解质替代是治疗的首选，但对严重的低钾血症，可以给予患者基于发病机制的治疗，如保钾利尿剂、环氧化酶抑制剂、血管紧张素转化酶抑制剂（ACEI）/血管紧张素Ⅱ受体拮抗剂（ARB）等，但需要关注治疗药物的副作用。注意此类基因遗传性疾病应终身服药，定期随访，调整药物治疗的方案和剂量。

七、对本病例的思考

（一）Gitelman综合征的诊断

Gitelman综合征是一种罕见的"盐耗性""低钾性碱中毒"肾病，其特征为伴有低镁血症和低尿钙。该病为常染色体隐性遗传，由编码位于肾远曲小管的噻嗪类利尿剂敏感的钠氯共转运蛋白的*SLC12A3*基因发生突变所致。Gitelman综合征发病年龄较晚，多在青春期或成年起病，症状轻，生长发育多不受影响。可能无症状，或伴有相对轻度或非特异性症状，或两者兼有。Gitelman综合征的大多数临床问题与电解质紊乱有关，如像乏力、口渴、多饮、多尿、心悸、软骨钙化（低镁）、腹痛（低钾）。

Gitelman综合征的诊断要点：①慢性低钾血症（血清钾<3.5mmol/L，排除使用降钾类药物）合并肾脏排钾增多（随机尿中尿钾/尿肌酐>2.0）；②代谢性碱中毒；③低镁血症（血镁<0.7mmol/L）伴肾脏排镁增多（镁排泄分数>4%）；④低尿钙症（成人随机尿中尿钙/尿肌酐<0.2）；⑤血浆肾素水平或活性增高；⑥氯离子排泄分数>0.5%。⑦正常或偏低的血压；⑧正常的肾脏超声表现。

（二）Gitelman综合征的鉴别诊断

Gitelman综合征既往被认为是Bartter综合征的一个亚型，因为它们有共同的病理生理机制——肾小管钠离子重吸收相关某一转运蛋白异常导致钠重吸收障碍，使钠、水丢失，血容量下降，从而导致肾素-血管紧张素-醛固酮系统（renin-angiotensin-aldosterone system，RAAS）激活和肾小球旁器增生，出现高肾素、高醛固酮血症。最终尿钾丢失导致低钾血症，肾小管泌氢增加导致代谢性碱中毒。但是因为钠离子重吸收转运蛋白的不同，导致疾病临床表现的差异性。Bartter综合征的突变位点位于髓袢升支粗段（利尿剂呋塞米的作用位点），Gitelman综合征的突变位点位于远曲小管（利尿剂氢氯噻嗪的作用位点）。Gitelman综合征与经典型Bartter综合征在临床表现上存在交叉，两者均有低血钾、肾性失钾、低氯性代谢性碱中毒、RAAS激活但血压不高。鉴别要点主要是发病年龄，是否存在低尿钙、低血镁，是否合并生长发育迟缓。Gitelman综合征患者低尿钙和低血镁的原因尚不完全清楚。有学者认为低尿钙与肾远曲小管对Ca^{2+}重吸收较多有关，低血镁可能是因为醛固酮作用下的Na^+重吸收增加导致Mg^{2+}/Na^+交换增加，使尿镁排出增加，血镁降低。患者对氢氯噻嗪试验有反应而对呋塞米试验无反应，将有助于临床诊断Bartter综合征，反之则有助于诊断Gitelman综合征。近年来随着基因研究的深入，可以通过基因检测准确鉴别Gitelman综合征和Bartter综合征。

（三）Gitelman综合征的治疗

口服或静脉补钾和（或）补镁是Gitelman综合征患者最主要的治疗，需要个体化及终身补充，遵循"食补＋药补"的原则。补钾药物建议氯化钾，在补钾的同时补充尿液中丢失的氯离子，同时不加重代谢性碱中毒。当患者无法耐受口服补钾或有严重低钾血症时（如出现心律失常、软瘫、呼吸衰竭、横纹肌溶解等并发症），可给予静脉补钾治疗。通常认为，Gitelman综合征患者的血钾纠正目标为3.0mmol/L以上。合并低镁血症时，应优先补镁治疗，可减少尿钾排泄，有助于低钾血症的纠正，同时避免抽搐等并发症。建议补充有机酸盐制剂（门冬氨酸盐）。其生物利用度更高，分次随餐服用可减轻消化道症状。当出现严重低镁血症伴手足抽搐或心律失常时，可静脉补镁治疗。通常认为Gitelman综合征患者合适的血镁水平在0.6mmol/L以上。当Gitelman综合征患者存在顽固性电解质紊乱及相关临床症状，或依赖大剂量和（或）静脉补钾补镁治疗，或补钾补镁不耐受时，可联合用药以改善电解质紊乱，减少替代治疗药物剂量。联合用药主要包括以下3种：①保钾利尿剂，首先是醛固酮拮抗剂类药物，其通过拮抗醛固酮对远曲小管和集合管多种离子通道的作用，降低尿钾排泄，提高血钾水平。我们最常用的就是螺内酯。因为有研究显示，螺内酯的升钾作用在保钾利尿剂中可能是最好的。但是，螺内酯具有抗雄激素活性，可能导致男性乳房发育等副作用；而依普利酮为选择性醛固酮受体拮抗剂，对雄激素和孕激素受体亲和力极低，无抗雄激素相关副作用。其次为非醛固酮拮抗剂类药物（阿米洛利），其通过直接拮抗上皮钠通道，减少钾的排泄。②环氧化酶抑制剂（吲哚美辛），与Bartter综合征不同，Gitelman综合征中前列腺素大多都不高，所以环氧化酶抑制剂一般不作为Gitelman综合征的首选用药。③ACEI/ARB，主要通过抑制Gitelman综合征患者激活的肾素－血管紧张素系统发挥作用，用药时需要注意监测血压和肾功能水平。

Gitelman综合征是基因突变常染色体隐性遗传疾病，现阶段暂无治愈方法，需要患者终身治疗，但多数患者规律治疗后可正常生活。

（哈尔滨医科大学附属第一医院内分泌科　姜晓艳　曹　珣）

参考文献

中国研究型医院学会罕见病分会，中国罕见病联盟，北京罕见病诊疗与保障学会，等，2022. Gitelman综合征诊疗中国专家共识（2021版）. 罕见病研究，1（1）：56-67.

Gitelman综合征诊治专家共识协作组，2017. Gitelman综合征诊治专家共识. 中华内科杂志，56（9）：712-716.

Besouw M T P，Kleta R，Bockenhauer D，2020. Bartter and gitelman syndromes：questions of class. Pediatric Nephrology，35（10）：1815-1824.

Blanchard A，Bockenhauer D，Bolignano D，2017. Gitelman syndrome：consensus and guidance from a Kidney Disease：Improving Global Outcomes（KDIGO）Controversies Conference. Kidney Int，91（1）：24-33.

Parmar MS，Muppidi V，Bashir K，2023. Gitelman Syndrome. StatPearls，May 16.

Peng X，Zhao B，Zhang L，et al，2018. Hydrochlorothiazide test as a tool in the diagnosis of Gitelman syndrome in Chinese patients. Front Endocrinol（Lausanne），9：559.

Schlingmann KP，de Baaij JHF，2022. The genetic spectrum of Gitelman（-like）syndromes. Curr Opin Nephrol Hypertens，31（5）：508-515.

Vargas-Poussou R，Dahan K，Kahila D，et al，2011. Spectrum of mutations in Gitelman syndrome. J Am Soc Nephrol，22（4）：693-703.

Zeng Y，Li P，Fang S，2019. Genetic analysis of SLC12A3 gene in Chinese patients with gitelman syndrome. Med Sci Monit，25：5942-5952.

Zieg J，Doležel Z，2022. Bartter and Gitelman syndromes. Cas Lek Cesk，161（3-4）：131-134.

病例21
全身乏力6个月

患者，女性，60岁，于2020年11月13日入院。

一、主诉

全身乏力6个月。

二、病史询问

（一）初步诊断思路及问诊目的

患者为中年女性，6个月前无明显诱因出现全身乏力、厌食症状，睡眠质量较差，就诊于外院，查血钾低，治疗好转后出院。近6天突发双手痉挛、意识清楚，就诊于笔者所在医院。本次就诊的主要目的是明确低钾血症的原因。因此，问诊主要围绕低钾血症相关症状，是否有钾摄入减少或排出过多，是否伴有高血压，是否有特殊药物或毒物接触史，疾病的进展特点及治疗效果展开。

（二）问诊主要内容及目的

（1）有无消化道梗阻、长期厌食、禁食、呕吐、腹泻等情况，排除因摄入不足及排出增多等情况导致的钾丢失。

（2）有无使用特殊性药物，如利尿剂、泻药、糖皮质激素、胰岛素、钙剂、甘露醇、β受体激动剂、棉麻籽油、中药等，以及大量输注葡萄糖及高渗糖、补钠过多。排除因特殊药物或毒物接触导致的转移性的低钾血症。

（3）有无高血压疾病，高血压的起病年龄，波动的特点，药物治疗效果。

（4）有无其他伴随症状，是否伴有体重变化。若体重增加，是否伴有向心性肥胖、皮肤紫纹；若体重下降，是否有异常皮肤色素沉着、恶心、呕吐等情况。是否伴有心率增快、焦虑、易怒、心律失常等情况。乏力是否伴有多尿、夜尿增多。

（5）既往基础疾病情况，有无慢性肾脏疾病、肝硬化、腹水、心力衰竭。既往月经史及结婚生育情况。

（6）入院前是否进行了检查和治疗，效果如何。通过了解外院相关的检查治疗情况可对疾病发生的可能性做初步诊断。

（三）问诊结果及思维提示

患者女性，高血压病史2年，半年前无明显诱因出现全身乏力、厌食症状，睡眠质量较差，无头晕、头痛，无恶心、呕吐，无腹痛、腹泻，就诊于外院，查血钾低（具体数值不详），治疗好转后出院。出院后间断发作双下肢无力，口服枸橼酸钾治疗，约20分钟症状可缓解。6天前突发双手痉挛，意识清楚，无大小便失禁，无流涎，就诊于外院，查血钾2.8mmol/L、血钠128mmol/L、血氯87mmol/L，予以氯化钾静脉滴注治疗，治疗好转后出院，出院后口服枸橼酸钾（每日3次，每次2袋）。口服药物史，自述口服人参健脾丸、金匮肾气丸等大量中药，中药成分不明确，患者已停止用药3个月。自发病以来，神志清，精神稍差，饮食差，睡眠欠佳，大小便无异常，体重下降约5kg。患者月经婚育史：已婚，适龄结婚，25岁时育有一女，51岁绝经。

思维提示

> 通过问诊可明确，本例患者的低钾血症不是摄入不足或丢失过多导致。否认特殊食物药物接触史（虽有中药摄入，但已停药3个月，可排除药物性假性醛固酮增多症）。近期体重无增加，可排除库欣综合征。生长发育过程与同龄人一致，月经规律，育有一女，可排除真性盐皮质激素过多综合征及表象性盐皮质激素过多综合征。为了明确低钾血症的原因，需要进一步完善相关检查。

三、体格检查

（一）重点检查内容及目的

不同原因导致的低钾血症，患者血压表现不同：①低钾血症伴正常血压，考虑为肾小管酸中毒、Gitelman综合征、Bartter综合征等；②低钾血症伴高血压，考虑为原发性或继发性醛固酮增多症、库欣综合征、肾动脉狭窄、肾素瘤等。因此，应进一步关注本例患者高血压特点。

（二）体格检查结果

一般状态良，神清语利，T 36.8℃，BP 137/69mmHg，P 74次/分，R 18次/分，浅表淋巴结未触及肿大。颈部对称，气管居中，双侧甲状腺未触及肿大。胸廓对称无畸形。双肺呼吸音清，未闻及干、湿啰音。心率74次/分，心律齐，无病理性杂音。腹软，全腹无压痛及反跳痛。肝脾未触及，亦未触及腹部异常肿块。腹部叩诊多为鼓音，未见胃肠型及蠕动波，双下肢无水肿。双下肢足背动脉搏动良好。

　　患者血压轻度升高，下一步需要明确患者肾素、醛固酮、皮质醇、血清促肾上腺皮质激素的水平，以明确诊断。

四、实验室和影像学检查

（一）初步检查内容及目的

（1）血、尿、便常规：评价病情。

（2）生化系列：评价病情。

（3）肾素、醛固酮、皮质醇、血清促肾上腺皮质激素：鉴别诊断。

（4）生长激素、胰岛素样生长因子-1、骨标系列、性腺系列、肿瘤标志物系列、甲状腺功能五项：鉴别诊断。

（5）24小时尿离子：鉴别诊断。

（6）心电图、双肾输尿管膀胱彩超、肝胆胰脾彩超、心脏彩超等：评价病情。

（7）肾上腺CT。

（二）检查结果及思维提示

（1）血、尿、便常规：正常。

（2）生化系列：钾3.1mmol/L。

（3）肾素3.05pg/ml（↓）、促肾上腺皮质激素17.99pg/ml、醛固酮92.10pg/ml、人皮质醇9.58μg/dl、ARR 30.17（↑）。

（4）生长激素、胰岛素样生长因子-1、骨标系列、性腺系列、肿瘤标志物系列、甲状腺功能五项：未见异常。

（5）24小时尿离子：钾35.52mmol/24h尿。

（6）心电图、心脏彩超未见异常；双肾输尿管膀胱彩超示双肾多发小结石；肝胆胰脾彩超示胆囊多发结石。

（7）肾上腺16层螺旋CT平扫：双肾肾上腺CT扫描未见显著改变。

思维提示

　　患者低血钾并伴24小时尿钾升高，说明患者存在肾性失钾，且患者伴有高血压，无代谢性酸中毒，皮质醇正常，并伴有低肾素、低醛固酮。高血压伴低血钾患者，临床上首先会考虑到醛固酮增多症。但有一大类患者虽有高血压伴低血钾，其醛固酮并不高，这类患者即考虑为假性醛固酮增多症。假性醛固酮增多症可由多种疾病引起，包括三大类：药物性假性醛固酮增多症（食用甘草及其制剂、黄酮类及多元酚类化合物等）、遗传性假性醛固酮增多症

（Liddle综合征、真性盐皮质激素过多综合征及表象性盐皮质激素过多综合征）、皮质醇增多性假性醛固酮增多症（如库欣综合征、异位促肾上腺皮质激素综合征）。因此，本例患者可诊断为假性醛固酮增多症。问诊时已排除药物性假性醛固酮增多症，且患者皮质醇正常。结合目前实验室检查，可考虑诊断为遗传性假性醛固酮增多症。

真性盐皮质激素过多综合征的主要病因是机体合成肾上腺皮质激素的酶缺陷（11β羟化酶缺陷或17α羟化酶缺陷），导致肾上腺皮质激素合成途径被阻断，引起其上位激素ACTH升高。升高的ACTH刺激肾上腺皮质增生和促进醛固酮合成途径，醛固酮合成的前体物质大量堆积，导致高血压和低血钾。并且两种酶缺陷均会导致性腺发育异常。11β羟化酶缺乏可导致体内雄激素合成途径亢进，在男性表现为性早熟，在女性表现为男性化和假两性畸形。17α羟化酶缺乏可导致雄激素合成途径受阻，在男性表现为男性假两性畸形，女性患者则表现为性幼稚和原发性闭经。而本例患者，无性腺功能障碍，无性发育异常。月经来潮正常，且正常结婚并育有一女。因此，可以排除真性盐皮质激素过多综合征。

表象性盐皮质激素过多综合征的主要病因是机体合成11β羟类固醇脱氢酶（11β-HSD2）缺陷，皮质醇灭活障碍，皮质醇过多蓄积引起水钠潴留，从而导致高血压低血钾。本例患者高血压低血钾的同时皮质醇水平未见异常。因此，可以排除表象性盐皮质激素过多综合征

Liddle综合征的主要病因是肾小管上皮细胞钠通道发生激活突变，导致钠离子重吸收增加，钾离子排泄增多，继而引起高血压、低血钾，因水钠潴留导致RAAS受到抑制，临床表现为低肾素低醛固酮的高血压低血钾。本例患者目前Liddle综合征的诊断不除外。

（三）进一步检查安排及结果

1.检查安排　为明确诊断，需要对患者进行全外显子组测序分析。

2.检查结果　*SCNN1B*基因突变，染色体位置chr16: 23388678，变异信息c1375A＞T（p.Met459Leu）。

五、治疗方案及理由

（一）治疗方案

（1）低钠饮食（钠＜2g/d）。

（2）氨苯蝶啶150mg/d。

（3）枸橼酸钾颗粒2g每天3次，口服。

（4）2周后复查血压、离子和肝肾功能。

（二）理由

低钠饮食是治疗基础，加用氨苯蝶啶（保钾利尿药），作用于远曲小管及髓袢升支皮质部，抑制钠离子的重吸收，使大量钠离子到达肾远曲小管和集合管，而起保钾利尿作用。

六、治疗效果及思维提示

患者全身乏力较前明显缓解，血压、血钾恢复正常。

思维提示

Liddle综合征的治疗方法通常是使用保钾利尿剂，如阿米洛利或氨苯蝶啶。这两种利尿剂都通过阻断肾远曲小管上皮钠通道的活性而发挥作用，且其疗效已被证实可通过限制钠盐的摄入而增强（每天低于2g氯化钠）。两种药物均可以纠正Liddle综合征相关的临床表现（高血压、低血钾、代谢性碱中毒）。开始使用保钾利尿剂后需要密切监测血清电解质。阿米洛利的药物机制是独立于醛固酮起作用的，它主要作用于肾远曲小管，阻断钠钾交换机制，促使钠、氯排泄而减少钾和氢离子分泌作用。氨苯蝶啶的药物机制是作用于肾远曲小管及髓袢升支皮质部，抑制钠离子的重吸收，使大量钠离子到达肾远曲小管和集合管，发挥保钾利尿作用。

最终诊断为Liddle综合征。

七、对本病例的思考

Liddle综合征是一种罕见的常染色体显性遗传病，主要病因是肾远曲小管上皮钠通道的编码基因（*SCNN1A*基因、*SCNN1B*基因和*SCNN1G*基因）发生功能获得性突变。肾远曲小管上皮钠通道主要分布于肾远曲小管、集合管、膀胱等上皮细胞的顶膜，对于钠的重吸收和维持电解质稳态有着重要作用。Liddle综合征在普通高血压人群中的患病率尚不清楚。在两项中国高血压人群的研究中，Liddle综合征的患病率分别为1.52%（5/330）和0.91%（7/766）。Liddle综合征常见的临床表现是早发盐敏感性高血压，对常用降压药物反应差，以低血钾、代谢性碱中毒、低肾素活性和低醛固酮血症为特征。由于早发高血压、未及时确诊、无针对性治疗、血压控制不佳等因素，患者往往较年轻就出现严重的靶器官并发症，如脑卒中、心力衰竭、肾衰竭、主动脉夹层等。早发性高血压是Liddle综合征患者的典型表现。一项Liddle综合征大样本回顾性分析发现，高血压的平均发病年龄为（15.5±3.3）岁，平均峰值血压为196（±22）mmHg/121（±16）mmHg。2018年，对Liddle综合征报告病例进行的系统回顾显示，92.3%的Liddle综合征患者存在高血压。但在临床中，并非所有病例的高血压严重程度和相关临床症状都是一致的。并且有些患者可能根本不会出现血压升高。还有一些可能表现为明显的末端器官损伤，如左心室肥大、高血压视网膜病变和肾硬化，可导致猝死、脑卒中、肾功能不全、视网膜病变等不良后果。

本例为老年女性患者，低血钾伴有轻度血压升高，并伴低肾素、低醛固酮血症，无高血压相关并发症，且起病年龄较晚。与Liddle综合征典型症状相比，临床症状并不十分典型。因此，完善Liddle综合征基因检测，明确为 *SCNN1B* 基因突变，本例患者确定诊断为Liddle综合征。

本病例提示：对于发病年龄＞30岁的高血压并低钾血症、低肾素的患者，在排除常见继发性高血压疾病后，应考虑行Liddle综合征筛查，实现Liddle综合征的早发现、早诊断、早治疗，可以避免严重临床事件的发生。

（哈尔滨医科大学附属第一医院内分泌科　郝　明　李新宇）

参考文献

Cui Y Y，Tong A L，Jiang J，et al，2017. Liddle syndrome：clinical and genetic profiles.. J Clin Hypertens（Greenwich），19（5）：524-529.

Enslow BT，Stockand JD，Berman JM，2019. Liddle's syndrome mechanisms，diagnosis and management. Integr Blood Press Control，12：13-22.

Liu K，Qin F，Sun X L，et al，2018. Analysis of the genes involved in Mendelian forms of low-renin hypertension in Chinese early-onset hypertensive patients. J Hypertens，36（3）：502-509.

Pagani L，Diekmann Y，Sazzini M，et al，2018. Three reportedly unrelated families with liddle syndrome inherited from a common ancestor. Hypertension，71（2）：273-279.

Palmer BF，Alpern RJ，1998. Liddle's syndrome. Am J Med，104（3）：301-309.

Tetti M，Monticone S，Burrello J，et al，2018. Liddle syndrome：review of the literature and description of a new case. Int J Mol Sci，19（3）：812.

Wang LP，Yang KQ，Jiang XJ，et al，2015. Prevalence of Liddle syndrome among young hypertension patients of undetermined cause in a Chinese population. J Clin Hypertens（Greenwich），17（11）：902-907.

病例22
高血糖12年，胰岛素治疗，注射部位皮疹

患者，男性，56岁，于2020年11月27日入院。

一、主诉

发现血糖升高12年，胰岛素注射部位皮疹。

二、病史询问

（一）初步诊断思路及问诊目的

患者为中年男性，2008年诊断为"糖尿病"，给予口服降糖药物联合胰岛素（种类、剂量不详）治疗，3年后因胰岛素部位出现皮疹而停药，继续口服降糖药物，血糖控制不佳。外源性人胰岛素虽然一级结构和内源性胰岛素相同，但仍具有一定的免疫原性，这可能与外源性胰岛素给药途径与生理状态不同，胰岛素的三维结构在高浓度状态下发生改变有关。而目前使用的各类短效胰岛素类似物是将胰岛素的氨基酸b 3、氨基酸b 28～b 30、氨基酸a 21的序列进行修改或增加侧链，从而影响其皮下形成多聚体的能力而缩短或延长作用时间。但氨基酸a 1～a 3、氨基酸a 19、氨基酸b 12、氨基酸b 23～b 25对于胰岛素的抗原性较为重要，而这些位点在目前的类似物中基本无改变，因此它们的抗原性与人胰岛素基本无差异。

胰岛素的免疫原性：牛＞猪＞人，人胰岛素和动物胰岛素相比免疫原性下降。有研究发现，接受人胰岛素与动物胰岛素的患者，IgG型胰岛素抗体占比为14% vs 29%。在接受胰岛素治疗患者中胰岛素过敏的患病率为0.1%～5.0%，过敏反应可发生在初始胰岛素治疗时，一般发生在治疗的第1个月之内，严重过敏反应多发生于停用胰岛素一段时间之后。胰岛素制剂引起的过敏主要是Ⅰ型超敏反应，故存在3～6个月的致敏阶段，但也有部分患者使用胰岛素后迅速发生过敏。多数患者表现为以局部注射点为中心的风团，可伴瘙痒，极少数患者合并全身表现，如荨麻

疹、哮喘、过敏性休克等。临床上主要从详细的病史、体内反应、体外反应及撤除可疑药物的反应4个方面来诊断。

（二）问诊主要内容及目的

1. 病史　胰岛素过敏患者常为过敏体质，临床上应注意详细采集与分析注射胰岛素制剂后的临床表现，了解症状与体征的出现、发展变化趋势与注射胰岛素的时间关系等。

2. 皮肤试验　包括皮内试验与点刺试验。目前，皮肤试验不仅对诊断有帮助，对选取何种胰岛素制剂进行脱敏治疗也具有重要意义。

3. 特异性IgE测定　测定血清中各种胰岛素特异性IgE水平及鱼精蛋白特异性IgE水平有助于诊断。血清总IgE较高对诊断无显著意义。

4. 停药后反应　观察停药后患者的症状、体征是否消退非常重要。如果注射后出现症状、停药后症状消失，再次使用胰岛素又出现相同症状和体征，对诊断意义更大。

（三）问诊结果及思维提示

（1）患者2008年被诊断为"糖尿病"，给予口服降糖药物联合胰岛素（种类、剂量不详）治疗，3年后因胰岛素注射部位出现皮疹而停药，继续口服降糖药物。

（2）2011～2018年，患者口服二甲双胍0.5g每日3次、格列美脲4.0mg每日1次、西格列汀100mg每日1次，血糖控制在13.0～30.0mmol/L。

（3）2018年，患者曾就诊于笔者所在医院内分泌科，住院期间曾给予多种胰岛素皮下注射治疗，均出现过敏反应，查胰岛素抗体阳性，给予胰岛素泵脱敏治疗，同时口服糖皮质激素，脱敏治疗后患者皮疹明显改善。患者出院后继续速效胰岛素R＋德谷胰岛素＋二甲双胍＋达格列净联合治疗，1个月后因速效胰岛素再次出现皮疹而停药，继续注射德谷胰岛素联合口服降糖药物，注射部位偶有皮疹，次日消失。

（4）2020年，给予患者德谷胰岛素20U每日1次睡前注射＋二甲双胍0.5g每日3次口服＋达格列净10mg每日1次口服，血糖波动于8.0～30.0mmol/L。

思维提示

胰岛素过敏的原因有以下几种。

（1）混杂因素：①针刺反应；②辅剂（包括杂质和添加剂）过敏，如锌、鱼精蛋白、甲酚、甘油或因添加辅剂后胰岛素空间结构改变；③发酵组分过敏：酵母菌、细菌的蛋白成分等发酵组分过敏。

（2）胰岛素（外源性）本身过敏：①重组胰岛素抗原决定簇的改变；②注射部位改变：商品制剂中高浓度的胰岛素可形成多聚体形式，从而造成其三维空间构象的改变，使其产生抗原性。

高度纯化的重组人胰岛素、胰岛素类似物的广泛应用，大大降低了IgG型胰岛素抗体的产生，却未能完全消除外源性胰岛素引起的超敏反应，如胰岛素过敏、局部脂肪萎缩及胰岛素自身免疫综合征。一般认为胰岛素过敏主要表现为风团、荨麻疹及局部瘙痒，主要由IgE介导；而局部脂肪萎缩及胰岛素自身免疫综合征主要由IgG介导。

三、体格检查

（一）重点检查内容和目的

胰岛素制剂引起的Ⅰ型超敏反应有一个致敏阶段，通常为3～6个月；但也有一部分患者在使用胰岛素以后迅速发生过敏的临床表现。这些临床表现与其他蛋白质类针剂药品过敏相类似，可分为局部表现和全身表现。局部过敏反应一般在注射胰岛素数分钟后出现，多数患者仅出现局部表现，极少数患者可合并全身表现。胰岛素过敏的临床表现如下。①局部过敏反应：注射胰岛素部位出现红肿、瘙痒、皮疹、水疱、硬结。常在注射后数分钟至数小时发生，可自行消退，下次注射后重复出现（图22-1～图22-3）。②全身过敏反应：全身过敏反应常发生在中断后重新开始治疗的12小时内，表现为全身荨麻疹、风团伴瘙痒，严重者有低血压、呼吸困难、哮喘、全身剥脱性皮炎、喉头水肿、气短、恶心、呕吐、低血压和休克，甚至死亡。虽然全身表现极少出现，但一旦出现即危及生命。

（二）体格检查结果及思维提示

T 36.1 ℃，P 94次/分，R 18次/分，BP 135/84mmHg，身高172cm，体重55kg，BMI 18.59kg/m^2；神清语利，查体合作，全身无皮疹及色素沉着，心肺腹查体无显著征象。

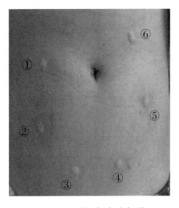
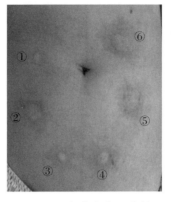
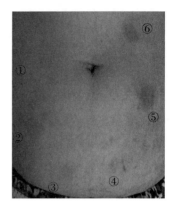

图22-1　皮肤试验初期　　图22-2　皮肤试验15分钟　　图22-3　皮肤试验24小时

①速效胰岛素R；②谷赖胰岛素；③门冬胰岛素；④甘精胰岛素；⑤赖脯胰岛素；⑥地特胰岛素

思维提示

　　胰岛素过敏，严格说可称为胰岛素制剂过敏，是蛋白质类药物过敏中一类特殊的变态反应性疾病。胰岛素过敏分为3类：①Ⅰ型，绝大多数的胰岛素过敏反应属Ⅰ型超敏反应，由IgE介导；②Ⅲ型：抗体介导，补体参与，有时与胰岛素抵抗、免疫性低血糖或脂肪萎缩相关；③Ⅳ型：迟发反应，由T细胞介导。绝大多数的胰岛素过敏属于Ⅰ型超敏反应，极少数病例可出现Ⅲ型超敏反应的临床表现，也有Ⅳ型超敏反应的报道。但导致Ⅳ型超敏反应病例的过敏原几乎均为胰岛素制剂中的添加剂成分。IgE介导Ⅰ型超敏反应的特点为发生与消退均快、肥大细胞和嗜碱性粒细胞释放组胺、5-HT等使毛细血管扩张且通透性增加、补体不参与等。多于注射后1小时内发生，在开始治疗后数周至数年后。常合并的其他致过敏药物有青霉素、头孢菌素等；青霉素过敏为胰岛素所致Ⅰ型超敏反应患者的高危因素。HLA-DR4基因是易感基因。胰岛素过敏反应的分型：①速发型过敏反应，通常在给药后数分钟至1小时发生；②迟发型过敏反应：通常在给药1小时之后直至数天发生（图22-4）。

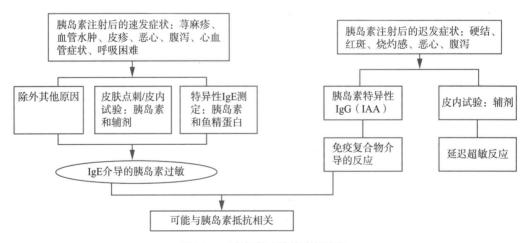

图22-4　胰岛素过敏的诊断流程

四、实验室和影像学检查

（一）初步检查内容及目的

（1）血糖监测：明确患者目前血糖水平。

（2）胰岛功能：根据胰岛功能决定后续的治疗方案。

（3）尿常规：评估患者肾脏病变程度。

（4）血管超声：明确患者糖尿病血管并发症程度。

（5）神经电图：判断患者是否合并糖尿病神经病变。

（6）皮肤试验：包括皮内试验与点刺试验，帮助选取胰岛素制剂。

（7）特异性IgE测定：测定血清中各种胰岛素特异性IgE水平及鱼精蛋白特异性IgE水平有助于诊断。

（二）检查结果及思维提示

（1）空腹血糖12.89mmol/L，随机血糖27.0mmol/L，血糖监测12.0～30.0mmol/L。

（2）肝肾功能、血脂及血常规正常。

（3）尿液全项分析：比重1.041，葡萄糖（＋＋＋＋），酮体（＋＋）。

（4）血清C肽：0.80ng/ml（0.69～2.45ng/ml）。

（5）血管超声：双侧颈动脉内膜增厚并有斑块，下肢动脉有小斑块。

（6）肌电图：神经传导速度减慢。

（7）甲状腺超声：甲状腺右侧叶囊实性结节。

（8）肺CT：前纵隔小结节。

思维提示

　　确诊胰岛素过敏后，如患者状况允许，首选使用口服降糖药治疗，如不能避免使用胰岛素，可采用以下几种处理方案。①一线治疗：一般采用脱敏治疗。传统脱敏治疗一般采用稀释胰岛素原液，逐级增加注射浓度进行皮下注射。多种胰岛素类似物的问世，为胰岛素脱敏治疗提供了更多选择。例如，人胰岛素的免疫原性可能与高度浓缩制剂中形成六聚体相关，超短效胰岛素类似物构象的改变可能增加了脱敏治疗的成功性。超长效胰岛素类似物制剂也可改变胰岛素三级结构，因此免疫原性很可能发生了改变，可用于胰岛素脱敏治疗。胰岛素脱敏治疗的原则是，在多种胰岛素及胰岛素类似物制剂进行皮肤试验的基础上，选取局部反应最轻的一种胰岛素进行脱敏治疗。脱敏治疗的另一进展是持续皮下胰岛素输注，胰岛素泵以调整泵速的形式达到准确微量释放胰岛素的效果，因此逐渐增加泵速即相当于逐步增加注射胰岛素的剂量，达到与传统的多次皮下注射脱敏同样的效果，并且更为精确。②二线治疗：包括艾塞那肽或利拉鲁肽联合口服降糖药治疗及抗IgE抗体治疗，抗IgE抗体治疗最初不是为胰岛素过敏设计的，对所有的Ⅰ型超敏反应都有用，对胰岛素过敏的治疗已经有成功病例报道，但因治疗费用昂贵，难以广泛使用。③三线治疗：胰岛细胞移植或胰腺移植（1型糖尿病合并胰岛素过敏的患者，并且仅在胰岛素脱敏治疗完全无效，而酮症酸中毒又反复发生的情况下采用）。本例患者血糖控制不佳，胰岛功能差，处于持续的高血糖状态，机体的消瘦比较明显，已出现多种糖尿病慢性并发症，首选胰岛素脱敏治疗。

五、治疗方案及理由

1.治疗方案 胰岛素脱敏治疗。

（1）皮下注射脱敏液配制：脱敏治疗的药液浓度由低到高分为4组，分别如下。①试剂1，抽取4U胰岛素（400U/10ml）规格胰岛素（即0.1ml胰岛素原液）并加入400ml生理盐水中，配制后制剂胰岛素含量为0.001U/0.1ml；②试剂2：抽取4U胰岛素并加入40ml生理盐水中，配制后制剂胰岛素浓度为0.01U/0.1ml；③试剂3：抽取4U胰岛素并加入3.9ml生理盐水中，配制后制剂胰岛素含量为0.1U/0.1ml；④试剂4：胰岛素原液。

（2）脱敏注射剂量与时间：先皮下注射试剂1，每隔30分钟注射0.1ml、0.2ml、0.4ml、0.8ml，然后分别注射试剂2及试剂3，剂量为0.1ml、0.2ml、0.4ml、0.8ml，最后注射试剂4，剂量分别为2U、4U、6U等，直至注射到治疗剂量。

2.理由 胰岛素脱敏治疗原理：脱敏是改变机体对药物的免疫反应并诱导暂时的耐受，允许对某药过敏的患者获得连续的药物使用安全。一旦停药，则可能会导致过敏的复发。大多数患者可以成功脱敏，原理尚不清楚，体外实验证明，在致敏剂量前，先给予阈下剂量的抗原，可使肥大细胞和嗜碱性细胞对这种特异性抗原保持不反应状态；阈下剂量的抗原可与IgE受体单体相结合，导致抗原受体复合物的内化，但不会产生交联，因而不会被激活。

六、治疗效果及思维提示

见表22-1。

表22-1 降糖治疗方案及血糖监测

时间（月-日）	早餐前血糖（mmol/L）	早餐后2小时血糖（mmol/L）	午餐前血糖（mmol/L）	午餐后2小时血糖（mmol/L）	晚餐前血糖（mmol/L）	晚餐后2小时血糖（mmol/L）	睡前血糖（mmol/L）	速效胰岛素R	泼尼松（每日3次）
11-27				17.3	13.5	23.9	13.2		
11-28	11.8	21.5	16.3	22.7	14.2	14.0	10.1	脱敏	5mg

续表

时间 （月-日）	早餐前 血糖 （mmol/L）	早餐后 2小时血糖 （mmol/L）	午餐前 血糖 （mmol/L）	午餐后 2小时血糖 （mmol/L）	晚餐前 血糖 （mmol/L）	晚餐后 2小时血糖 （mmol/L）	睡前 血糖 （mmol/L）	速效胰 岛素R	泼尼松 （每日3次）
11-29	11.2	24.6	15.5	14.9	10.2	16.7	12.6	实验	5mg
11-30	5.5		12.8		16.8	16.3	10.7	0U-0U-6U	10mg
12-1	5.2	11.2	14.9	12.1	7.8	10.7	8.4	8U-8U-8U	10mg
12-2	5.2	13.8	11.2	10.0	7.6	6.0	6.5	10U-10U-10U	10mg
12-3	5.7	9.9	13.1	10.8	6.9	8.4	10.2	10U-10U-10U	10mg
12-4	6.9								

　　患者胰岛素脱敏治疗过程中，德谷胰岛素20U每日1次睡前注射，氯雷他定10mg每日1次口服＋碳酸钙600mg每日1次口服＋骨化三醇0.25μg每日2次口服＋枸橼酸钾颗粒1袋每日1次口服。患者出院后泼尼松10mg每日3次口服，服用2周后自行停药，速效胰岛素R早8U晚8U每日两次早晚餐前注射（患者因工作不便，自行停用午餐前胰岛素），德谷胰岛素20U每日1次睡前注射，二甲双胍500mg每日3次口服。胰岛素注射部位偶有红肿，次日可消失，无明显皮疹。血糖控制在4.0～10.0mmol/L。6个月后患者体重较入院前增长15kg。

思维提示

　　胰岛素脱敏治疗的方法如下。

　　（1）皮下注射脱敏法：一般用稀释至胰岛素原液的10^{-6}～10^{-4}作为起始剂量，然后以每15～30分钟逐渐增加浓度的方式进行皮下注射。一般采用2倍、5倍、10倍依次递增的方式进行，每一数量级试验3个浓度。如果患者出现反应，则退回至上一级或二级的剂量，并增加注射间隔时间，然后再将剂量增加的幅度减小以利于成功脱敏。

　　（2）胰岛素泵脱敏法：①第1天，以0.01U/h胰岛素（用生理盐水将胰岛素稀释为原液的1%）作为起始基础率泵入，每隔1小时将泵增加0.01U。即第1天将泵速自0.01U/h增加至0.24U/h。②第2天，用稀释10倍的胰岛素溶液，泵入胰岛素速率由0.25U/h增至1U/h甚至以上。③第3天，泵入胰岛素制剂原液，基础率可设定为白天1U/h，夜间0.5U/h；在密切观察的情况下用胰岛素泵的临时基础率功能（即预先设定在某段时间内以一固定泵速泵入胰岛素的功能）继续逐渐增加剂量，观察患者反应。④第4天及之后启用胰岛素泵的餐前大剂量泵入功能，观察患者反应。在患者病情稳定情况下，可考虑尝试改为胰岛素皮下注射模式。胰岛素泵脱敏疗法的优点是持续，量精准，浓度低，渐进式给药；缺点是胰岛素泵用的是短效胰岛素脱敏，不适用于中长效胰岛素；价格较贵，如果换为皮下注射胰岛素仍可能过敏。

最终诊断为2型糖尿病；糖尿病酮症；糖尿病周围神经病变；双下肢动脉硬化症；颈动脉硬化症；甲状腺结节；胰岛素过敏。

七、对本病例的思考

德谷胰岛素在含有苯酚和锌离子的制剂中以可溶、稳定的双六聚体形式存在，为透明、澄清的液体。当德谷胰岛素注射到皮下后，苯酚快速弥散，德谷胰岛素构象改变，双六聚体末端开放，结合另外一个双六聚体，形成可溶、稳定的多六聚体长链。随着时间延长，锌离子缓慢弥散，多六聚体长链的末端解离出德谷胰岛素单体，单体吸收入血后发挥平稳的降糖作用。在血液循环中德谷胰岛素与白蛋白可逆性结合，可起到缓冲作用，进一步延缓德谷胰岛素到达靶组织的时间。甘精胰岛素对人胰岛素结构进行了调整，在胰岛素B链第30位的苏氨酸后面加了两个精氨酸，并用甘氨酸取代A链上第21位的门冬酰胺，这些修饰使得甘精胰岛素的等电点向碱性偏移，生理pH水平的甘精胰岛素的溶解度明显低于人胰岛素。注射甘精胰岛素后，其在酸性环境下被中和形成在皮下组织的微沉淀，从而延缓吸收并且延长了作用时间。甘精胰岛素主要常见的副作用是低血糖反应，当然，甘精胰岛素在应用过程中还会引起过敏性休克，轻症会引起注射部位皮肤过敏，甚至全身的皮肤过敏，会出现皮疹，全身瘙痒，注射部位可发生脂肪营养不良，从而导致注射部位脂肪萎缩或者脂质增生等。中效和长效胰岛素含有不同比例的鱼精蛋白、短效胰岛素和锌离子。鱼精蛋白是一种富含精氨酸（约67%）的多阳离子、强碱性多肽，能延缓皮下注射胰岛素的吸收，鱼精蛋白也是引起胰岛素过敏反应的主要因素。

胰岛素过敏的患者的诊疗顺序：①查人胰岛素特异致敏IgE及HLA-DR4；②用多种胰岛素及胰岛素类似物行皮肤试验；③参考其结果而选择一种胰岛素以小剂量试用，如无不良反应可逐渐增加至治疗剂量；④如疗效不佳，可行经典脱敏治疗；⑤如疗效仍不佳，可选择另外一种皮肤试验反应较轻的胰岛素或类似物重复步骤3和步骤4；⑥如疗效仍不佳，可用皮下胰岛素泵治疗；⑦如疗效仍不佳，加用抗组胺药；⑧如疗效仍不佳，可用皮质类固醇激素与胰岛素联合治疗，但要注意逐渐减量；⑨如疗效佳，进行糖尿病正规治疗（包括降压、调脂治疗等）后复查人胰岛素特异致敏IgE，明确在无其他因素（如脂代谢紊乱）时其是否为阳性。

（哈尔滨医科大学附属第一医院内分泌科　苏　颖　耿冠男）

参考文献

Akinci B，Yener S，Bayraktar F，et al，2010. Allergic reactions to human insulin：a review of current knowledge and treatment options. Endocrine，37（1）：33-39.

Elfekih H，Hadjkacem F，Elleuch M，et al，2019. Successful treatment of insulin allergy with desensitization therapy：a case report and literature review. Iran J Allergy Asthma Immunol，18（5）：572-583.

Ghazavi MK，Johnston GA，2011. Insulin allergy. Clin Dermatol，29（3）：300-305.

Heinzerling L，Raile K，Rochlitz H，et al，2008. Insulin allergy：clinical manifestations and management strategies. Allergy，63（2）：148-155.

Lapolla A，Dalfrà MG，2020. Hundred years of insulin therapy：purified early insulins. Am J Ther，27（1）：e24-e29.

Patrick AW，Williams G，1993. Adverse effects of exogenous insulin. Clinical features，management and prevention. Drug Saf，8（6）：427-444.

Radermecker RP，Scheen AJ，2007. Allergy reactions to insulin：effects of continuous subcutaneous insulin infusion and insulin analogues. Diabetes Metab Res Rev，23（5）：348-355.

Sola-Gazagnes A，Pecquet C，Berré S，et al，2022. Insulin allergy：a diagnostic and therapeutic strategy based on a retrospective cohort and a case-control study. Diabetologia，65（8）：1278-1290.

Takahashi K，Anno T，Takenouchi H，et al，2022. Serious diabetic ketoacidosis induced by insulin allergy and anti-insulin antibody in an individual with type 2 diabetes mellitus. J Diabetes Investig，13（10）：1788-1792.

Teo CB，Tan PY，Lee SX，et al，2022. Insulin allergy to detemir followed by rapid onset of diabetic ketoacidosis：a case report and literature review. Front Endocrinol（Lausanne），13：844040.

病例23
眼睑水肿7个月，眼睑不能闭合5个月

患者，女性，73岁，于2021年4月5日入院。

一、主诉

眼睑水肿7个月，眼睑不能闭合5个月。

二、病史询问

（一）初步诊断思路及问诊目的

患者为老年女性，7个月前出现眼睑水肿，5个月前症状加重出现眼睑不能闭合。此患者由外院转诊而来，已完善甲状腺系列、甲状腺抗体，眼眶MRI检查，初步考虑Graves眼病、甲状腺功能亢进症，诊断思路较明确。问诊主要围绕Graves眼病所导致的眼部症状和甲状腺激素水平升高所致多系统症状进行。

（二）问诊主要内容及目的

（1）患者主要不适、何时发病、有无诱因、伴随症状、阴性症状：此为问诊主要线索。约有50%的Graves病患者有眼病的临床表现，如眼干或异物感、畏光、流泪、复视等，而往往于感染、应激及一些特有的危险因素，如吸烟、药物、放射性碘治疗等影响后症状加重，变得明显。其中，最常见的表现为上睑挛缩，眼睑和球结膜充血、水肿，突眼；少数患者症状严重，有剧烈眼痛、炎症、角膜溃疡或视神经病变，威胁视力。另外，患者甲状腺功能提示甲状腺激素水平增高，考虑诊断为甲状腺功能亢进症。甲状腺功能亢进症表现为易激动、烦躁失眠、心悸、乏力、怕热、多汗、消瘦、食欲亢进、大便次数增多或腹泻、女性月经稀少。Graves眼病、甲状腺功能亢进症之间存在密切联系，所以两者之间可能由单一的发病过程演变而来，而在甲状腺、眼部有不同的表现。眼病和甲状腺功能亢进症通常同时出现或出现时间相距18个月以内，眼病偶尔会在甲状腺功能亢进症症状出现前或出现后的

许多年才发生。

（2）患者就诊过程及相关检查：通过对就诊过程和相关检查的问诊，可以进一步验证或否定诊断思路，在问诊中可以做出鉴别诊断。

（3）与其他可致眼外肌增粗的疾病进行鉴别：临床主要与肌炎性炎性假瘤、转移瘤、淋巴瘤、动静脉畸形等进行鉴别。问诊患者有无眼部疼痛、视物模糊、悬浮物、头痛、恶心、呕吐，有无肿瘤病史。

（4）详细询问既往疾病史、个人史、家族史，可为疾病的诊断提供有价值的线索。

（5）此患者有前期检查，初步诊断较明确，问诊思路清楚，分两个层次。首先是患者Graves病能否成立。其次，若Graves病成立，Graves眼病能否解释患者的不适症状，需要进一步完善哪些检查。

（三）问诊结果及思维提示

患者于7个月前无明显诱因出现双眼睑水肿、眼睑充血、畏光、流泪、疼痛、重影、视物变形、视力下降，无多食善饥、焦躁易怒、心悸、体重下降，未予重视，5个月前上述症状加重，出现眼睑不能闭合。患者就诊于当地医院门诊，完善检查后提示甲状腺激素水平增高，同时TRAb增高，给予甲巯咪唑20mg/d治疗，上述症状未见明显改善，今为求进一步诊治来笔者所在医院，病程中患者无头痛、恶心、呕吐症状。患者既往有高血压病史、糖尿病病史，胃食管反流病病史，骨质疏松症病史，无吸烟、饮酒史。

思维提示

通过问诊可明确患者病史7个月，发病时无明显诱因，症状加重5个月，给予抗甲状腺药物治疗5个月，已完善甲状腺系列、甲状腺抗体，眼眶MRI检查。结果如下。①甲状腺系列：FT_3 4.81pg/ml，FT_4 1.12ng/dl，TSH 0.0012μU/ml；②甲状腺抗体：TGAb 0.27U/ml，TPOAb 1.33U/ml，TRAb16.05U/L；③眼眶MRI：双眼眶内眼外肌肌腹、泪腺及眼睑软组织肿胀伴信号异常，双侧眼球略外突，考虑Graves眼病。患者甲状腺激素水平增高，同时眼眶磁共振提示双眼球外突、眼外肌肌腹异常信号，考虑Graves眼病诊断成立，并需要进一步完善相关体格检查及辅助检查明确病变程度。

三、体格检查

（一）重点检查内容及目的

Graves病眼部表现分为两类。一类为单纯性突眼，表现包括眼球轻度突出、眼裂增宽、瞬目减少。另一类为浸润性突眼即Graves眼病体征，表现包括流泪，畏光，视力下降，恶性眼球突出，眼睑退缩和上睑迟滞，眼睑闭合不全，睑结膜和球结膜充血、水肿，泪阜肿胀，眼球运动障碍和复视，球后疼痛，眼球运动时疼痛，角膜暴露。伴有甲状腺功能亢进症的患者尚有全身症状，因此应对患者进行系统、全面的检查，应重点检查患者的甲状腺，明确甲状腺是否有肿大及分度、是否可触及震颤、是否可闻及血管杂音、是否有手指震颤。评估心血管系统的变化，是否有心率增快、心脏扩大。评估四肢肌力的变化，是否有近端肌肉进行性无力、肌萎缩等。评估患者的临床活动程度（clinical assessment score，CAS）和严重度。

（二）体格检查结果及思维提示

T 36.4℃，BP 136/73mmHg，P 84次/分，R 18次/分。双侧眼睑闭合不全，双眼球运动时疼痛，双眼球上转轻度受限，Stellwag征（＋），Mobius征（＋），伴有上睑挛缩、睑裂增宽，von Graefe征（＋），Joffroy征（－）。左眼CAS评分7分（眼睑水肿、眼睑充血、结膜充血、复视、泪阜水肿、眼球上下凝视时疼痛、球后疼痛），中重度；NO/SPECS分级5级。右眼CAS评分6分（眼睑水肿、结膜充血、复视、泪阜水肿、眼球上下凝视时疼痛、球后疼痛），中重度；NO/SPECS分级5级。双侧甲状腺Ⅰ度肿大，无触痛，质地均匀。手指震颤（－）。

> **思维提示**
>
> 患者体格检查结果与初步诊断相吻合，符合Graves眼病中重度活动期表现，为下一步制订治疗方案提供依据。

四、实验室和影像学检查

（一）初步检查内容及目的

患者已完善甲状腺系列、甲状腺抗体，眼眶MRI检查，需要进一步补充以下检查。

（1）GO-QoL评分：评估疾病对患者生活质量和心理健康的影响。

（2）双眼突出度及复像检查：评价病情。

（3）血尿常规、生化系列：评价病情。

（4）淋巴细胞亚群，抗核抗体定性，补体系列，免疫球蛋白：是否存在其他自身免疫性疾病。

（5）C反应蛋白：是否存在炎症反应。

（6）糖化血红蛋白：了解血糖控制情况。

（7）皮质醇、ACTH：是否存在肾上腺疾病。

（8）心肌酶：是否存在心肌损伤。

（9）心电图、肝胆脾彩超、心脏彩超：评价病情。

（二）检查结果及思维提示

（1）GO-QoL评分：视功能部分54.0、外观部分73.25。

（2）双眼突出度检查：眶距102mm，右眼21mm，左眼22mm，双眼上睑退缩2mm。复像检查：左下方垂直分离最大，交叉复像，周边像左眼。

（3）血、尿常规：未见异常。生化系列：AST 28U/L，ALT 30U/L，FPG 7.6mmol/L，K^+4.26mmol/L，Ca^{2+}2.33mmol/L，Mg^{2+}0.78mmol/L，P1.42mmol/L。

（4）淋巴细胞亚群，抗核抗体定性，补体系列，免疫球蛋白：未见异常。

（5）C反应蛋白：未见异常。

（6）糖化血红蛋白：7.3%。

（7）皮质醇、ACTH：未见异常。

（8）心肌酶：未见异常。

（9）心电图：窦性心律、电轴正常，ST-T改变。

（10）肝胆脾彩超：胆囊壁不光滑、胆囊息肉样变。

（11）心脏彩超：左心室舒张功能减低。

思维提示

分析检查结果：①GO-QoL评分提示明显影响患者生活质量和心理健康；②双眼突出度检查示存在明显眼球突出及上睑退缩，复像检查说明存在左眼下直肌麻痹；③糖化血红蛋白7.3%说明患者近3个月血糖控制达标；④其余检查无明显异常说明目前患者无肝损伤、肾功异常、无心肌损伤、无活动性炎症反应、无其他自身免疫性疾病、无肾上腺疾病，为下一步制订治疗方案提供理论基础。

五、治疗方案及理由

（一）治疗方案

（1）糖皮质激素治疗：0.5g/周，连用6周；0.25g/周，连用6周，总量4.5g。

（2）抗甲状腺药物治疗：甲巯咪唑10mg每日1次口服。

（3）抗骨质疏松治疗：骨化三醇0.25μg每日2次口服，碳酸钙600mg每日1次口服，阿仑膦酸钠70mg每周1次。

（4）降糖：二甲双胍0.5g每日3次口服，门冬胰岛素30早13U、晚13U餐前皮下注射。

（5）降压：苯磺酸氨氯地平片5mg每日1次口服，酒石醋美托洛尔片25mg每日2次口服。

（6）护胃：谷氨酰胺薁磺酸钠颗粒0.66g每日3次口服，埃索美拉唑80mg每日1次口服。

（二）理由

结合患者体格检查及辅助检查结果，Graves眼病诊断明确并符合中重度活动期表现。首选糖皮质激素冲击治疗，从患者既往史以及激素使用不良反应考虑使用激素似乎困难重重，患者目前血糖、血压控制平稳，甲状腺功能较前明显好转，整体状态良好，所以给予患者糖皮质激素序贯治疗方案，同时给予抗甲状腺药物治疗，继续原有抗骨质疏松药物治疗，胰岛素联合二甲双胍降糖治疗，继续目前降压药物治疗，保护胃黏膜对症治疗。

六、治疗效果

开始治疗时左眼CAS评分为7分、右眼CAS评分为6分，6周后激素累积剂量3.0g时眼部体征明显改善，CAS评分变为3分。治疗结束时，患者仅留有眼睑肿胀的症状，CAS评分为1分，可以看到整个治疗过程中眼征明显好转。评估治疗前后疾病对患者生活质量的影响，治疗后QoL评分明显高于治疗前，突眼度有明显好转，甲状腺功能也恢复到正常范围。在每次激素治疗后会监测患者生化、血尿常规等相关指标变化情况，第5周治疗后出现肝损伤，以谷丙转氨酶升高为主，给予患者保肝治疗，以及伴随的激素和抗甲状腺药物减量，至激素治疗结束，转氨酶恢复正常。整个治疗过程中患者血糖、血压均维持在目标范围内，无明显胃肠道不适。

七、对本病例的思考

（一）Graves眼病的诊断和分期、分级

诊断Graves眼病主要依据以下3个方面：①典型的眼部症状，如眼睑退缩、眼球突出、斜视、复视等；②甲状腺功能或甲状腺相关抗体异常；③影像学表现，如眼外肌增粗等。

Graves眼病是一种器官特异自身免疫性炎性反应，病程长，分为活动期和非活动期，患者可能经过18～24个月的疾病活动期后逐渐进入非活动期。对Graves眼病进行疾病活动性分期，可为制订治疗方案、选择手术时机和评估预后提供依据。采用临床活动性评分对初诊Graves眼病患者进行疾病活动性分期，包括自发性眼球后疼痛、眼球运动时疼痛、眼睑充血、眼睑水肿、结膜充血、结膜水肿、泪阜肿胀7项内容，每项1分。CAS评分≥3分为活动期，CAS评分＜3分为非活动期。目前临床使用的Graves眼病疾病程度分级方法主要包括欧洲Graves眼病专家组分级和美国甲状腺学会的NO/SPECS分级。本例患者结合临床表现和体格检查符合中重度活动期表现。

（二）Graves眼病的治疗

Graves眼病的治疗方法包括药物治疗、眼眶放射治疗和手术治疗，其中药物治疗主要包括糖皮质激素、生物制剂和传统免疫抑制剂治疗，同时需要全程控制危险因素，维持甲状腺功能稳定，并进行眼部对症支持治疗。选择治疗方法时应综合考虑Graves眼病的病程和病情（分期和分级）、治疗效果、治疗的安全性、药物可及性和患者意愿等因素。本例患者病情评估首选糖皮质激素冲击治疗，从患者既往史及激素使用不良反应考虑使用激素似乎困难重重，因患者目前血糖、血压控制平稳，甲状腺功能较前明显好转，整体状态良好，所以给予患者糖皮质激素序贯治疗方案，同时对使用激素后可能出现的不良反应给予预防性用药。

（三）激素使用中常见不良事件的应对策略

（1）在血糖方面要告诉患者合理控制饮食，用药前应监测血糖，在用药后监测血糖的动态变化，血糖升高超过安全范围时，应给予降血糖药物治疗；对没有糖尿病病史的患者给予改善胰岛素抵抗的降糖药物，优先选择二甲双胍、噻唑烷二酮类药物，严重高血糖者可给予胰岛素皮下注射。对有糖尿病病史的患者，告知其应坚持使用原有用药，定时监测血糖变化，以便及时调整降糖药物剂量，必要时应改变治疗方案。同时应在患者调整激素剂量时密切关注患者血糖变化，避免出现低血糖情况。

（2）在心血管系统方面，激素的应用使患者心血管损害大为增加。其所致的高

血压、高血糖和肥胖均可增加缺血性心脏病和心力衰竭的危险。在高剂量糖皮质激素治疗过程中及输液后,收缩压和舒张压均升高,对于引起高血压者,应给予低盐饮食,一般情况下血压为轻中度的升高,如果患者血压升高并出现症状,应立即减慢输液速度(2～3小时/次),症状一般可自行缓解,不需要特殊处理。若血压仍高,可服用降压药物(ARB、ACEI、钙通道阻滞剂、利尿剂等)。对有基础性疾病者,用激素做冲击治疗时应进行心电监护。

(3)对于骨骼系统骨丢失,在治疗的前3～6个月最严重,因此在激素治疗开始时采取预防措施是至关重要的,给予患者调整生活方式及每日补充元素钙(1000～1200mg/d)。食物来源在内的维生素D总量为600～800U/d,对于既往有骨量减少、骨质疏松或有脆性骨折病史患者按原有原发性骨质疏松继续治疗,对于按照糖皮质激素相关性骨质疏松评估工具评估为中-高度骨折风险的患者在补充钙剂及维生素D的基础上联合使用口服双膦酸盐。

(4)在消化系统方面,激素冲击治疗前应告知患者调整饮食方式。每天询问患者的自觉症状,了解有无腹痛、腹胀等情况。对有消化道溃疡或用总量>1000mg者应予预防性抗酸治疗及胃黏膜保护剂,不要与非甾体抗炎药同时应用。

(5)在中枢神经系统方面,用激素前了解患者是否有精神疾病或家族史。激素冲击治疗开始应注意观察患者的精神状态,包括有无失眠、精神兴奋、激动情况,一旦出现精神症状及时减量或停药。若患者出现失眠,可酌情睡前给予艾司唑仑1～2mg。

(6)当患者应用激素治疗且合并感染时,其感染症状可能被激素的抗炎作用掩盖,同时,激素治疗可使白细胞计数明显增多,中性粒细胞增加,故易与感染所致白细胞计数升高混淆,可能贻误感染的诊断和治疗。所以当临床高度怀疑患者发生感染时,应及时行血培养或其他微生物学检查明确诊断,并立即应用敏感的抗菌药物;密切观察易发生感染腔道的症状;可以使用免疫球蛋白,增强非特异性的抗感染能力,感染控制后,应先停激素,后停抗菌药物。

(7)对于使用激素后的低钾血症,主要治疗方法是静脉注射氯化钾和(或)磷酸钾,以加速肌无力的恢复,防止心律失常和呼吸骤停。同时,应警惕大量补钾后在恢复时,钾和磷酸盐从细胞中大量转移可能导致急性反弹高钾血症和高磷血症。治疗期间应监测血钾,严密观察,做到及时发现,及时处理。Graves眼病患者使用糖皮质激素,极大地增加了低钾血症发生的概率,故Graves眼病患者待甲状腺激素水平控制正常后再行糖皮质激素冲击治疗可降低低钾血症发生的概率。

(8)本例患者在激素治疗第5周后出现严重的肝损伤,为了寻找转氨酶升高的原因,我们进一步完善了相关检查,凝血项及其余反映肝功能的指标未见到明显异常,因此可排除自身免疫性肝炎、病毒性肝炎、活动性肝病的可能,同时,患者在激素治疗前未发现肝功能异常。只有在激素治疗后转氨酶升高,因此考虑为药物性肝损伤,考虑与甲巯咪唑片和激素使用相关,查阅文献发现甲巯咪唑和激素相互作用可能增加药物性肝损伤风险的支持数据，那么甲巯咪唑和静脉激素冲击治疗应该停止吗？基于患者只是ALT升高3倍以上，AST升高2倍以上，其余反映肝功能的指标碱性磷酸酶、凝血项等均未见异常，同时患者并没有恶心、呕吐、乏力的症状，因此并未达到停药指征。同时依据患者甲状腺功能情况，甲巯咪唑片可以由10mg每日1次减为5mg每日1次，激素也改为250mg每周1次。相应药物的减量可能会延缓肝损伤的进展，因此与患者沟通后决定继续目前的治疗方案，随着治疗的进行及保肝治疗，患者转氨酶逐渐下降，至静脉激素治疗结束，患者AST恢复到正常水平，ALT基本接近正常水平。

诊治本病例的体会：对于Graves眼病患者，激素治疗前应仔细评估其危险因素，严格掌握适应证；治疗期间及时发现和正确应对激素带来的各种不良反应；治疗后进行密切的随访和相关指标的检测，定期评估眼征。

（哈尔滨医科大学附属第一医院内分泌科　朱晓丹）

参考文献

Bartalena L，Krassas GE，Wiersinga W，et al，2018. Efficacy and safety of three different cumulative doses of intravenous methylprednisolone for moderate to severe and active Graves′ orbitopathy. J Clin Endocrinol Metab，97（12）：4454-4463.

Kahaly GJ，Pitz S，Hommel G，et al，2021. Randomized，single blind trial of intravenous versus oral steroid monotherapy in Graves′ orbitopathy. J Clin Endocrinol Metab，90（9）：5234-5240.

Längericht J，Krämer I，Kahaly GJ，2020. Glucocorticoids in Graves′ orbitopathy：mechanisms of action and clinical application. Ther Adv Endocrinol Metab，11：2042018820958335.

Marcocci C，Bartalena L，Tanda ML，et al，2019. Comparison of the effectiveness and tolerability of intravenous or oral glucocorticoids associated with orbital radiotherapy in the management of severe Graves′ ophthalmopathy：results of a prospective，single-blind，randomized study. J Clin Endocrinol Metab，86（8）：3562-3567.

Marcocci C，Watt T，Altea MA，et al，2012. Fatal and non-fatal adverse events of glucocorticoid therapy for Graves′ orbitopathy：a questionnaire survey among members of the European thyroid association. Eur J Endocrinol，166（2）：247-253.

Riedl M，Kolbe E，Kampmann E，et al，2019. Prospectively recorded and MedDRA-coded safety data of intravenous methylprednisolone therapy in Graves′ orbitopathy. J Endocrinol Invest，38（2）：177-182.

Wang Y，Zhang S，Zhang Y，et al，2018. A single-center retrospective study of factors related to the effects of intravenous glucocorticoid therapy in moderate-to-severe and active thyroid-associated ophthalmopathy. BMC Endocr Disord，18（1）：13.

Zang S，Kahaly GJ，2017. Steroids and the immune response in Graves′ orbitopathy. Immunol Endocr Metab Agents Med Chem，11（2）：90-98.

Zang S，Ponto KA，Kahaly GJ，2011. Clinical review：intravenous glucocorticoids for Graves′ orbitopathy：efficacy and morbidity. J Clin Endocrinol Metab，96（2）：320-332.

Zhu W，Ye L，Shen L，et al，2018. A prospective，randomized trial of intravenous glucocorticoids therapy with different protocols for patients with Graves′ ophthalmopathy. J Clin Endocrinol Metab，99（6）：1999-2007.

病例24
发现血糖升高7年，发热3日

患者，女性，41岁，于2022年4月6日入院。

一、主诉

发现血糖升高7年，发热3天。

二、病史询问

（一）诊断思路及问诊目的

患者为中年女性，明确血糖升高病史7年，近3天出现发热症状。按常见病优先考虑的原则，发热首先考虑患者糖尿病免疫力相对低下可能合并某些器官部位的感染。因此问诊首先围绕引起发热的如尿路感染、胃肠道感染、结核等疾病的主要症状及特点、伴随症状及治疗效果等问题展开，并询问发热起病时间，起病缓急情况，发热病程、程度、频度、诱因，有无畏寒、寒战、大汗或盗汗等伴随症状，可引起发热的多系统症状，相关治疗及效果等。其次，针对糖尿病相关的症状如发病初期是否有多饮、多食、多尿及体重减轻等糖尿病常见临床表现展开询问，并询问有无糖尿病急性并发症，同时兼顾有无视物模糊、下肢水肿、泡沫尿、皮肤瘙痒、肢体麻木、发凉等慢性并发症的表现。此外，应关注患者既往疾病史、个人史等信息，以提供诊断线索。

（二）问诊主要内容及目的

（1）发现血糖升高的时间，诱因如何，升高程度怎样。
（2）血糖升高的伴随症状有哪些，如多饮、多食、多尿及体重减轻等。
（3）是否有酮症酸中毒发生、诱因及症状。
（4）间断发热的相关内容如下。
1）起病时间，起病缓急情况，发热病程、程度、频度，以及诱因等。

2）有无畏寒，寒战，大汗或盗汗的情况。

3）多系统症状的询问，是否伴有咳嗽、咳痰、咯血、胸痛、腹痛、恶心、呕吐、尿急、尿频等。

4）患者患病以来的一般情况，如精神状态、食欲、体重的改变情况，睡眠以及大小便情况。

（5）患者入院前的检查和治疗情况如何？通过了解外院检查异常的指向和治疗过程，可以更为有针对性地进行下一步检查，并可做出鉴别诊断。

（6）详细询问既往病史、个人史、家族史等可为疾病的诊断提供有价值的线索。如既往有无肝炎、结核、风湿免疫性疾病、肿瘤、重大手术史等；有无特殊地区，如疫区、牧区定居或者旅居史；用药史、冶游史；职业特点等。患者为适龄女性，还需要询问末次月经，以排除异位妊娠等的可能。

（三）问诊结果及思维提示

患者7年前体检发现血糖升高，无明显多饮、多食、多尿及体重减轻等症状。测得空腹血糖10.3mmol/L，诊断为"糖尿病"，间断应用二甲双胍、格列美脲等药物治疗，血糖疏于监测，偶测空腹血糖12～16mmol/L。8天前无明显诱因出现左腰部疼痛，无尿频、尿急、尿痛等症状，未予重视。6天前因胸闷、气短就诊于当地医院，测静脉血糖30.39mmol/L，尿酮体（＋＋＋＋），血pH 7.31，诊断为"糖尿病酮症酸中毒"，给予补液、降糖、对症治疗。3天前开始出现发热，体温最高38.4℃，有畏寒，无寒战、大汗，当地应用抗生素治疗2天（具体不详），其间无明显咳嗽、咳痰、腹痛、腹泻等症状，为求进一步诊治来笔者医院，急诊收入我科。自发病以来睡眠尚可、二便正常，体重无明显改变。患者否认高血压、冠心病等疾病史，否认肝炎、结核等传染病史，否认手术、外伤史，否认食物、药物过敏史，个人史无特殊。父亲、母亲健康，哥哥患有糖尿病。自带泌尿系彩超：左肾肾盂扩张，左侧输尿管上段扩张。自带肝胆脾胰腺彩超：脂肪肝胆囊餐后。

思维提示

通过问诊可明确患者有糖尿病家族史，发病之初虽无明显多饮、多食、多尿及体重减轻等症状，但空腹血糖可达10.3mmol/L，曾口服多种降糖药物治疗，符合2型糖尿病的特点，且近期出现糖尿病酮症酸中毒症状。患者8天前无明显诱因出现左腰部疼痛，3天前出现发热，可能为酮症酸中毒诱因，这些阳性症状体征应在体格检查时重点关注。

三、体格检查

（一）重点检查内容及目的

患者生命体征、体型、多系统症状检查等结果可为明确诊断提供依据。

（二）体格检查结果及思维提示

T 38.5℃，P 110次/分，BP 98/56mmHg，R 20次/分。一般状态稍差，神清语利。咽腔无充血，扁桃体无肿大，浅表淋巴结未触及肿大；颈部对称，气管居中，双侧甲状腺未触及肿大。胸廓对称无畸形，双肺呼吸音粗，未闻及干、湿啰音，心率110次/分，心律齐，无病理性杂音。腹软，全腹无压痛及反跳痛，肝脾未触及，亦未触及腹部异常肿块。腹部叩诊多为鼓音，未见胃肠型及蠕动波，左肾区叩击痛阳性，双下肢无水肿，双下肢足背动脉搏动可。身高170cm，体重85kg，BMI 29.4kg/m²。

> **思维提示**
>
> 患者左腰部疼痛8天，无尿频、尿急、尿痛等症状，体温38.5℃，左肾区叩击痛阳性，明确发热原因，需要重点关注尿路感染。

四、实验室和影像学检查

（一）初步检查内容及目的

首先为患者完善血常规、尿常规、便常规、生化系列、糖化血红蛋白、血清C肽、凝血五项等检查以评价病情，其次需要进一步完善导致发热的原因以及评估感染程度的相关检查，如肺部CT、腹部CT、妇科彩超、降钙素原、C反应蛋白、红细胞沉降率等。

（二）检查结果及思维提示

（1）血细胞分析：白细胞15.87×10^9/L，中性粒细胞百分比85.70%，红细胞4.22×10^{12}/L，血红蛋白121.00g/L，血小板98×10^9/L。

（2）尿液分析＋尿沉渣定量：葡萄糖（＋＋＋＋），酮体（＋＋＋），白细胞247.00/μl，白细胞酯酶活性（＋＋），亚硝酸盐（＋），蛋白尿（－），尿管型0.00/μl。

（3）生化系列：HCO_3^- 16.02mmol/L，BUN 11.04mmol/L，Cr（肌酐）97.30μmol/L，Na^+ 129.6mmol/L，Cl^- 98.4mmol/L，K^+ 3.74mmol/L，ALT 25.4U/L，AST 36.2U/L，总蛋白53.1g/L，白蛋白25.2g/L，胆固醇4.43mmol/L，三酰甘油1.42mmol/L，低密度脂蛋白2.16mmol/L。

（4）糖化血红蛋白（HbA1c）：12.1%。

（5）血清C肽：6.88ng/ml。

（6）凝血五项：凝血酶原时间（PT）13.80秒，凝血酶原活动度（PT%）67.30%，活化部分凝血活酶时间（APTT）31.60秒，纤维蛋白原8.94g/L，D-二聚体6.57mg/L，国际标准化比值（INR）1.26INR，凝血酶时间（TT）14.90秒。

（7）降钙素原：7.73ng/ml（0～0.046ng/ml）。

（8）超敏C反应蛋白：163.00mg/L（0～8mg/L）。

（9）红细胞沉降率：63.0mm/h。

（10）肺部64层螺旋CT：左肺上叶钙化点，双侧胸腔及心包微量积液。

（11）肝胆脾平扫64层螺旋CT：肝实质密度减低，提示心包积液；双侧胸腔积液；左肾多发气体密度影。

（12）肾脏输尿管CT（图24-1）：左肾下部积气，双肾盂轻度扩张，左肾周围炎。

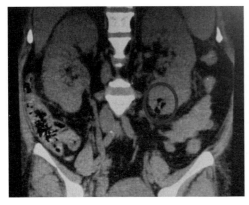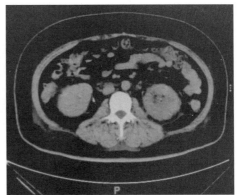

图24-1 肾脏输尿管CT

（13）盆腔平扫64层螺旋CT：右侧附件区低密度影。

（14）妇科彩超：子宫颈回声欠均匀。

思维提示

患者肾脏输尿管CT显示左肾下部积气，左肾周围炎，考虑为气肿性肾盂肾炎。气肿性肾盂肾炎是一种由产气性致病菌感染导致的以肾实质和肾周组织广泛感染性坏死伴肾实质内、肾周组织内气体聚积为主要特征的肾实质感染性疾病。气肿性肾盂肾炎早期症状不明显或仅有轻微的腰部不适，随着病程进展，逐渐出现腰部疼痛、寒战、高热，患者常合并有尿路刺激征，如尿频、尿急、尿痛，部分伴有血尿、排尿困难、尿量减少或恶心、呕吐等胃肠道症状，严重者出现血小板减少、电解质紊乱、酸碱平衡失调、意识障碍、感染性休克、多脏器衰竭等。

此患者具有发热、腰痛等临床症状，且早期出现血流动力学改变、生命体征变化甚至出现休克征象，实验室检查提示外周血白细胞计数和中性粒细胞百分比升高、尿常规白细胞计数升高、血清炎症指标升高，影像学检查显示肾脏及肾周感染性病变伴肾实质内积气。在排除肾集合系统与消化系统存在内瘘可能情况下即明确诊断为气肿性肾盂肾炎，且需要进一步明确其肾盂肾炎是否为上尿路感染所致或其他器官感染血行播散所致。

（三）进一步检查安排、检查结果及思维提示

1.检查安排　需要排除肾集合系统与消化系统存在内瘘，还需要进一步明确其是否为上尿路感染所致或其他器官感染血行播散所致。为此，需要完善静脉尿路造影（排除尿路梗阻）、立体腹部X线片（排除消化系统内瘘）、肾脏三期增强CT（评估肾脏损伤程度）。

2.检查结果

（1）静脉尿路造影：双侧肾盂略扩张。

（2）立体腹部X线片：腹部部分肠管积气。

（3）肾脏三期增强CT：双肾多发乏血供病变，左肾下极积气，双侧肾周条索，双侧肾盂轻度扩张。

思维提示

此患者通过静脉尿路造影检查排除尿路梗阻，通过立体腹部X线片检查排除消化系统内瘘，因此气肿性肾盂肾炎诊断成立。进而完善肾脏三期增强CT以评估肾脏损伤程度，结果显示患者双肾多发乏血供病变，提示该患者并非单侧肾脏病变而是累及双肾，病情更为危重。

　　气肿性肾盂肾炎不同于其他肾脏感染性疾病。例如：①集合系统感染，病变仅发生于集合系统较严重的感染，包括气肿性肾盂肾炎、肾积脓等，因集合系统可与外界相通，故通过经皮穿刺引流或输尿管支架置入等手段解除积气或积液（脓），同时联合抗生素治疗，一般预后良好，很少发生肾脏坏死。②肾脓肿，病变发生于肾皮质的感染。如肾脓肿，在肾皮质内形成化脓性感染灶或液化的脓腔，可蔓延至肾被膜并侵入肾周间隙，形成肾周脓肿，但无气体聚积，病变局部压力升高及细菌毒素吸收入血不如气肿性肾盂肾炎明显，超声引导下穿刺联合抗生素治疗效果显著。而气肿性肾盂肾炎可在肾盂、肾实质、肾周及肾旁间隙相对狭小、密闭的空间内形成坏死性产气性感染，气体使病变局部压力明显升高，各种细菌和其产生的毒素极易吸收入血导致严重脓毒血症和脓毒性休克，治疗效果往往很差，肾脏切除和死亡发生率极高。

五、治疗方案及理由

　　气肿性肾盂肾炎目前并无统一治疗模式，既往文献报道，单纯内科治疗很难达到预期效果，尽早减压引流或者切除患肾具有更好的预后。为此我们邀请泌尿外科、超声介入科、肾内科及药学部等相关科室开展多学科会诊，为患者制订下一步的治疗方案。

　　气肿性肾盂肾炎多呈瀑布连锁式进展，肾实质坏死组织堵塞可造成尿路梗阻，早期干预以解除梗阻，减压引流是改善预后、降低肾切除率和死亡率的关键，但此患者尿路彩超检查可见左肾病变范围较小（约1.8cm×1.2cm），且液化不充分，而肾脏随呼吸活动幅度大，因此经皮置管极易失败；左肾病变累及肾实质且靠近左肾下极而非肾盂，经皮穿刺过程中势必损伤大部肾实质；同时，患者目前处于发热状态，肾脏血流更为丰富，穿刺过程中很可能造成感染扩散波及全肾及肾周。因此，暂不适宜超声引导下经皮穿刺引流。患者病变主要散在于肾实质，没有明确的积脓，液化亦不充分，且双肾盂尚通畅，暂无尿路梗阻，9月5日复查肾脏CT显示左肾积气有所减少，考虑目前抗炎治疗有效，故暂不考虑减压引流或手术治疗。

　　综合考虑患者目前病情特点及多学科医疗协作组会诊意见，经与患者及其家属充分沟通，选择内科保守抗炎治疗。因气肿性肾盂肾炎起病急骤，病程凶险，致死率高，需要应用强效、广谱抗生素治疗，因此经验性使用碳青霉烯类抗菌药物（亚胺培南0.5g每8小时1次静脉滴注），血培养结果回报亚胺培南为敏感性药物，因此根据药敏结果继续予以亚胺培南0.5g每6小时1次静脉滴注治疗。

　　然而患者仍间断高热，肾区叩痛，如果患者长时间高热不退，病情不能有效控制，且随着消耗的增多机体抵抗能力越来越差，病情将进入恶性循环，极有可能发生肾实质液化坏死，最终可能导致肾脏切除，甚至危及生命。笔者所在医院泌尿外科王涌泉教授早在1998年就发表过关于气肿性肾盂肾炎治疗的报道，在碳青霉烯类药物基础上联合氨基糖苷类药物如依替米星、阿米卡星等药物治疗对气肿性肾盂肾炎效果较好，而此类药物恰恰也是患者敏感性药物。因此，依据药敏结果，结合笔者所在医院泌尿外科王涌泉教授的丰富经验，并查阅相关文献，给予亚胺培南0.5g每6小时1次静脉滴注＋依替米星0.3g每日1次静脉滴注的治疗方案，增加抗炎力度，同时密切关注患者病情变化，监测生命体征及各炎症指标变化情况。应用亚胺培南联合依替米星抗感染治疗后，患者体温进行性下降，应用该方案7天后患者全天无发热，治疗9天后改为法罗培南钠200mg每日3次口服，5天后停用抗生素。

治疗过程中，给予患者积极充分补液、小剂量胰岛素持续静脉滴注降糖、纠正离子紊乱、维持内环境稳定的基础治疗，酮症酸中毒纠正后给予胰岛素泵持续皮下输注的降糖治疗，并进行连续动态血糖监测，使患者血糖始终维持在6～10mmol/L的良好区间之内。

六、治疗效果及思维提示

患者血糖控制得良好，酮症酸中毒得到纠正，随着治疗的进行患者左肾积气逐渐减少，在治疗2周时患者左肾积气完全消失，肾周炎症表现也明显减轻，肾区叩痛逐渐消失，血压、心率平稳。血常规显示白细胞和中性粒细胞绝对值进行性下降，并维持在正常范围。血清炎症标志物超敏C反应蛋白、降钙素原也持续下降。而提示消耗的指标血红蛋白、血浆白蛋白随着治疗进展呈逐渐回升的趋势。弥散性血管内凝血相关指标血小板和凝血时间等未见明显下降，始终维持在较正常范围内。患者治疗过程中肾脏CT改变具体见图24-2。

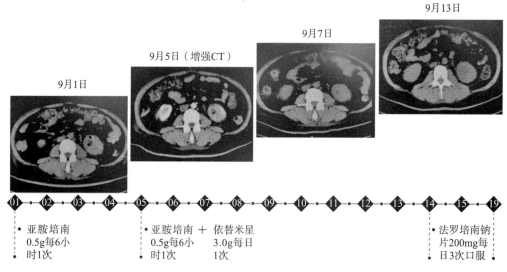

图24-2 治疗过程中肾脏CT改变

患者出院2周后门诊进行随访，血常规、血清炎症指标、生化指标均在正常范围，肾脏CT未见明显异常。患者出院1年后随访，此1年间血糖控制良好，再无尿路感染发生。

思维提示

气肿性肾盂肾炎这种致死性肾脏感染性疾病，绝大部分患者需要外科干预甚至肾脏切除治疗。本例患者仅内科保守治疗，治疗效果显著，究其原因有以下几点。

（1）对于气肿性肾盂肾炎做到早发现，早诊断，早积极治疗。

（2）此患者虽为气肿性肾盂肾炎，但主要病灶相对局限，无尿路梗阻，肾功能正常，治疗过程中抗生素选择准确，应用及时，且足量、足疗程。

（3）积极补液维持有效血容量，维持内环境稳定，营养支持。

（4）治疗期间患者血糖控制得良好。

（5）患者较年轻，身体素质较好，无严重基础疾病。

七、对本病例的思考

糖尿病患者更容易并发各种感染，特别是血糖控制不佳的患者，其中尿路感染十分常见，育龄期女性更为多见。气肿性肾盂肾炎是一种罕见的由产气性致病菌感染导致的以肾实质和肾周组织广泛感染性坏死伴肾实质内、肾周组织内气体聚积为主要特征的肾实质感染性疾病。糖尿病和尿路梗阻是气肿性肾盂肾炎发生的主要危险因素，气肿性肾盂肾炎伴有糖尿病者占比高达96%，局部组织高血糖水平、产气菌滋生、肾脏集合系统高压和组织灌注受损为其主要发病机制。气肿性肾盂肾炎起病急骤，病程凶险，致死率可达20%～40%，以大肠埃希菌感染最为常见（高达69%），其次是肺炎克雷伯菌、产气杆菌。尿路感染可常见如急性肾盂肾炎，也可罕见且危及生命如气肿性肾盂肾炎，要加强对糖尿病合并尿路感染多样性、复杂性的认识，做到早发现、早诊断、早治疗。血糖控制是预防感染性疾病的关键，良好的血糖控制、及时准确地应用抗生素，抓住时机，必要时积极外科干预治疗可显著提高治疗成功率。

（哈尔滨医科大学附属第一医院内分泌科　李新宇　郝　明）

参考文献

王涌泉，李长春，施婺丹，等，1998. 气肿性肾盂肾炎二例报告. 中华泌尿外科杂志，（9）：526.

Ciccarese F，Brandi N，Corcioni B，et al，2021. Complicated pyelonephritis associated with chronic renal stone disease. Radiol Med，126（4）：505-516.

Joris L，van Daele G，Timmermans U，et al，1989. Emphysematous pyelonephritis. Intensive Care Med，15（3）：206-208.

Kamei J，Yamamoto S，2021. Complicated urinary tract infections with diabetes mellitus. J Infect Chemother，27（8）：1131-1136.

Weintraub MD，Winter Iii TC，2021. Emphysematous pyelonephritis in a diabetic patient. BMJ Case Rep，14（2）：e239416.

病例25
间断头痛3年，血糖升高1年，头痛加重1个月

患者，女性，59岁，于2021年1月19日入院。

一、主诉

间断头痛3年，血糖升高1年，头痛加重1个月。

二、病史询问

（一）诊断思路及问诊目的

患者为中年女性，本次因"血糖控制不佳伴头痛频繁发作、症状加重1个月"入院，拟明确头痛原因及与血糖、血压关系。不应忽视内分泌疾病相关的糖代谢异常，如库欣综合征、肢端肥大症、甲状腺功能亢进症、中枢系统疾病继发糖代谢的疾病。问诊重点围绕头痛起病年龄、发作形式、特征、加重和缓解因素；是否合并满月脸、水牛背、眉弓下颚突出等特殊体征；是否完善生化检查及其特点；是否有家族史、颅脑外伤及手术史；是否有服用镇静、镇痛药物史。注意询问发病时的主要症状及演变特点，伴随症状，相关治疗及效果如何等，兼顾重要鉴别疾病的临床表现，以提供诊断线索。

（二）问诊主要内容及目的

1.患者主要不适、何时发病、有无诱因、伴随症状、阴性症状 头痛起病年龄、发作形式（包括诱因、前驱症状、起病方式、发展过程、加重或缓解因素）、头痛的特征（部位、性质、疼痛程度、频率、持续时间、伴随症状）、既往史及基础疾病（是否有伴随疾病、近期是否有外伤、当前的用药情况）、生活工作习惯（睡眠、运动、工作或生活方式的变化）和家族史。血糖与血压升高与头痛的关系。询问病程中是否有发热、意识障碍，提示中枢神经系统感染；是否有颈强直、眼部症状、耳鸣、听力减退，提示有无细菌性脑膜炎；是否有全面性或局灶性神经功能障碍、视盘水肿，提示有无颅内压升高；是否有眶周疼痛或眼肌麻痹，提示有无海绵窦血栓

形成或动静脉畸形。注意是否有累及眼眶的肿瘤、炎症，若一侧瞳孔散大则提示后交通动脉瘤。若伴虹视，则考虑闭角型青光眼。若伴视野缺损，则提示存在视觉传导通路的损害如脑血管意外、垂体肿瘤。若伴有严重单侧视力丧失则提示视神经炎。

2. 患者就诊过程及相关检查 通过对就诊过程和相关检查的问诊，可以进一步修正诊断思路，做出鉴别诊断。

3. 详细询问既往疾病史、个人史、家族史 有无嗜铬细胞瘤及免疫系统病史，是否有应用镇静、镇痛药物史，有无颅脑外伤史。个人史关注有无酗酒史；家族史重点关注高血压、心脑血管意外家族史，糖尿病家族史，偏头痛家族史。

（三）问诊结果及思维提示

中年女性患者，3年前无明显诱因出现间断头痛，与活动无关，疼痛持续时间不定，偶呈搏动性，不伴恶心、呕吐及畏光、畏声，未予诊治。1年前自测空腹指尖血糖7～8mmol/L，于外院诊断为"2型糖尿病"，无口渴、多饮、多尿症状，自行应用二甲双胍0.25g早晚餐后口服，未规律监测血糖。1个月前因头痛发作较前频繁、加重，时有乏力，外院头部磁共振等提示腔隙性脑梗死，建议降糖、降压、调脂治疗。自测指尖血糖波动于8～13mmol/L，为求进一步诊治来笔者所在医院就诊，病程中偶有多汗、胸闷，无视力下降、视野缺损、手足麻木，饮食睡眠尚可，大小便正常，体重无明显变化。既往高血压病病史6年，厄贝沙坦早餐前口服，血压控制可。有高血压病家族史，无糖尿病家族史。

思维提示

根据2018年第3版《头痛疾病的国际分类》，头痛可分为原发性头痛、继发性头痛、痛性脑神经病变、其他面痛及其他类型头痛。通过问诊可明确，患者间断头痛3年，糖尿病1年，高血压病6年。无手术外伤史、无酗酒史，无镇痛、镇静药物应用史。本次因"头痛加重1个月"入院，发作时血压140～150/80～90mmHg，血糖8～10mmol/L。仔细询问病史，头痛发作诱因、形式、伴随症状不符合原发性头痛。患者既往高血压病史6年，应用厄贝沙坦6年，血压控制可，不考虑高血压危象、高血压脑病、嗜铬细胞瘤、重度高血压或急性血压升高导致的头痛，且厄贝沙坦对高血压和正常血压患者的偏头痛预防治疗效果均有报道，不考虑药源性头痛。对于同时合并头痛和糖代谢异常的患者，需要关注内分泌疾病导致的继发性糖尿病可能，如肢端肥大症、颅咽管瘤等中枢系统疾病等。患者已于外院完善头部磁共振等检查，未提示占位性病变，需要关注患者体貌特征，进一步完善垂体激素检查，明确是否为肢端肥大症诱导的继发性糖尿病和继发性头痛。

三、体格检查

（一）重点检查内容及目的

面部、手足等部位软组织是否增厚，皮肤是否变厚变粗糙。额部是否有深皱褶。是否存在鼻肥大，唇厚舌大。声音是否低沉。皮肤是否伴有色素沉着、黑棘皮病和多毛。是否伴有眉弓和颧骨高突，额骨增生、肥大，下颌增大前突。齿间隙是否增宽伴咬合困难或错位。

（二）体格检查结果及思维提示

T 36.4 ℃，BP 133/85mmHg，P 89次/分，身高167cm，体重70kg，BMI 25.1kg/m²，鼻唇肥厚，声音低沉，眉弓及颧骨高突，齿间隙增宽伴咬合困难，皮肤色素沉着。手指关节较粗大，足长26cm，余查体未见阳性体征。

思维提示

> 患者体外特征与肢端肥大症特殊面容吻合，需要进一步安排辅助检查，明确诊断。

四、实验室和影像学检查

（一）初步检查内容及目的

患者有高血糖、高血压病史，需要全面完善血常规、尿常规、便常规、肝肾功能、血脂、电解质、糖化血红蛋白、尿微量蛋白、胰岛功能的检查。须明确有无靶器官损害，进行眼底、心电图、心脏超声、颈部及下肢血管、泌尿系、腹部彩超、神经电图、神经传导速度的检查。进一步检查生长激素（growth hormone，GH）、胰岛素样生长因子-1（insulin-like growth factor-1，IGF-1），明确肢端肥大症诊断。完善垂体磁共振、增强磁共振以明确病因。

（二）检查结果及思维提示

（1）血常规：正常。
（2）尿常规：正常。
（3）便常规：正常。
（4）糖化血红蛋白：7.0%（4%～6%）。
（5）生化系列：血糖7.21mmol/L（4.3～5.9mmol/L），三酰甘油2.48mmol/L

（0 ～ 1.7mmol/L）。

（6）24小时尿微量蛋白：18.24mg（0 ～ 30mg）。

（7）胰岛素释放试验：结果见表25-1。

表25-1　胰岛素释放试验

	空腹	餐后1小时	餐后2小时	餐后3小时
血清C肽（ng/ml）（0.929 ～ 3.73ng/ml）	4.2	10.5	13.9	9.4

（8）心电图：T波改变。

（9）颈动脉彩超：双侧颈动脉内膜增厚。

（10）下肢血管彩超：双下肢动脉内膜增厚。

（11）心脏彩超：右心及左心房轻微增大，左心室壁增厚，三尖瓣中量反流、二尖瓣少量反流、主动脉瓣少量反流、主动脉窦部及升主动脉增宽、肺动脉稍宽、左心室舒张功能障碍Ⅱ级。

（12）腹部彩超：脂肪肝，胆囊壁欠光滑。

（13）泌尿系彩超：双肾轻度弥漫性病变。

（14）神经传导速度/神经电图：未见异常。

（15）眼底照相：未见明显出血、渗出。

（16）GH：4.56ng/ml（0 ～ 10ng/ml）。

（17）IGF-1：1125ng/ml（87 ～ 238ng/ml）。

（18）口服葡萄糖（OGTT）-生长激素（GH）抑制试验：结果见表25-2。

（19）垂体磁共振平扫：垂体左侧膨隆，颅骨增厚（图25-1）。

（20）垂体多期动态增强扫描：垂体内病变，考虑微腺瘤（图25-1）。

表25-2　OGTT-GH抑制试验

	空腹	餐后30分钟	餐后60分钟	餐后90分钟	餐后120分钟
生长激素（ng/ml）	2.43	3.55	2.09	4.19	3.57

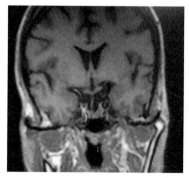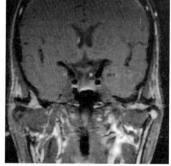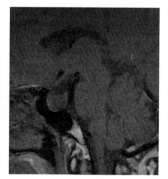

图25-1　垂体磁共振平扫及多期动态增强扫描

　　患者IGF-1水平明显升高，不能被OGTT-GH抑制，垂体磁共振显示垂体微腺瘤，且其他部位未显示垂体外肿瘤，肢端肥大症诊断及病因明确。在治疗肢端肥大症基础上，需要进一步控制糖尿病、高血压和心脏。

（三）进一步检查安排及检查结果

　　1.检查安排　肢端肥大症患者还要关注垂体腺瘤的占位效应。例如，其他腺垂体功能、视力视野检查，肢端肥大症相关并发症如骨骼和骨关节病变，甲状腺结节，肠道息肉及恶性肿瘤。

　　2.检查结果　甲状腺功能、性腺系列、皮质醇、促肾上腺皮质激素均正常。双能X线示骨量正常。视力视野正常。甲状腺彩超示甲状腺弥漫性病变。肠镜未见明显异常。肿瘤标志物在正常范围内。

五、治疗方案及理由

　　1.治疗方案　醋酸奥曲肽100μg每日3次皮下注射，二甲双胍0.5g三餐后口服，厄贝沙坦150mg每日1次口服。

　　2.理由　患者现拒绝手术治疗，考虑目前无肿瘤占位效应，且亟须解决头痛症状，药物治疗对患者临床获益更大。

六、治疗效果及思维提示

　　患者头痛明显减轻，血糖、血压控制可，糖化血红蛋白为6.2%，心脏结构病变较前改善。无明显胃肠道副作用。

　　肢端肥大症是一种起病隐匿的慢性进展性内分泌代谢性疾病。肢端肥大症病因是体内产生过量GH，其中超过95%的肢端肥大症患者是由分泌GH的垂体腺瘤所致。GH刺激肝脏产生IGF-1，肢端肥大症患者长期过量分泌的GH和IGF-1可促进全身软组织、骨和软骨过度增生，导致患者出现典型肢端肥大症的症状、体征，并可引起呼吸系统、心血管系统、消化系统和糖代谢等多器官/系统并发症。

七、对本病例的思考

超过60%的肢端肥大症患者出现头痛，且头痛的严重程度可能与腺瘤大小不相关。头痛可能反映了腺瘤生长对硬脑膜的牵拉或腺瘤侵袭海绵窦对三叉神经的刺激。糖代谢异常是肢端肥大症最常见的代谢并发症，20%～56%的患者发生糖尿病。GH过量分泌导致肢大患者发生胰岛素抵抗，病程较长者可发生胰岛素分泌不足，从而引起糖代谢异常。我国18岁及以上人群糖尿病患病率为11.2%，其中2型糖尿病占90%以上。因此，临床工作中常因惯性思维只局限于常见病诊断，询问病史、体格检查不全面，遗漏了肢端肥大症常见的症状、体征。此病例反映了对于常见疾病如糖尿病血糖控制差、头痛等应积极寻找原因，详细询问病史，认真查体，避免误诊、误治。

在疾病治疗方面，肢端肥大症患者治疗模式不应固化为手术治疗，找准适应证、获益人群，药物治疗可在损伤最小的前提下体现最大的临床获益。多学科协作诊疗模式有利于肢端肥大症共病体系的控制和缓解，改善和缓解相关并发症并降低病死率。

（哈尔滨医科大学附属第一医院内分泌科　马雪菲　高昕媛）

参考文献

何敏，李益明，2019. 不应忽视内分泌疾病相关的糖代谢异常. 中华糖尿病杂志，11（7）：441-444.

中国垂体腺瘤协作组，2021. 中国肢端肥大症诊治共识（2021版）. 中华医学杂志，101（27）：2115-2126.

Fleseriu M，Langlois F，Lim DST，et al，2022. Acromegaly：pathogenesis，diagnosis，and management. Lancet Diabetes Endocrinol，10（11）：804-826.

Gadelha MR，Kasuki L，Lim DST，et al，2019. Systemic complications of acromegaly and the impact of the current treatment landscape：an update. Endocr Rev，40（1）：268-332.

González B，Vargas G，de Los Monteros ALE，et al，2018. Persistence of diabetes and hypertension after multimodal treatment of acromegaly. J Clin Endocrinol Metab，103（6）：2369-2375.

Melmed S，Casanueva FF，Klibanski A，et al，2013. A consensus on the diagnosis and treatment of acromegaly complications. Pituitary，16（3）：294-302.

Störmann S，Schopohl J，2020. Drug treatment strategies for secondary diabetes in patients with acromegaly. Expert Opin Pharmacother，21（15）：1883-1895.

Zaina A，Grober Y，Abid A，et al，2021. Sodium glucose cotransporter 2 inhibitors treatment in acromegalic patients with diabetes-a case series and literature review. Endocrine，73（1）：65-70.

病例26
发现甲状腺功能异常17年，双下肢胫前多发结节4年

患者，男性，51岁，于2022年6月30日入院。

一、主诉

发现甲状腺功能异常17年，双下肢胫前多发结节4年。

二、病史询问

（一）诊断思路及问诊目的

患者甲状腺功能异常病史17年。首先应明确甲状腺功能情况及疾病演变过程，病情控制是否良好。患者4年前出现多发结节且主要位于双下肢胫骨前，初步考虑可能为甲状腺功能异常并发的黏液性水肿。其次，也不排除是由其他免疫系统疾病或原发性皮肤病所致。因此，问诊应主要围绕甲状腺激素水平波动情况，治疗经过，所用药物，伴随症状，结节生长速度，有无感觉异常，是否受过外伤，有无感染史，有无加重或缓解诱因，身体其他部位有无类似结节生长，以及家族史和既往疾病史。

（二）问诊主要内容及目的

（1）患者何时、如何发现甲状腺功能异常及甲状腺激素水平如何，采用何种治疗方式，口服何种药物。通过这些有助于推断治疗效果及病情进展。

（2）询问患者有无怕热或畏寒、多汗、易怒、心慌、手抖、乏力、嗜睡、记忆减退、畏光、流泪、下肢无力等甲状腺功能亢进症、甲状腺功能减退症的相关症状。若出现这些症状则提示病情控制欠佳，以及出现并发症的可能。

（3）胫前结节生长起始时间、有无诱因、生长速度，有无疼痛、瘙痒等感觉异常，有无其他伴发症状，有无加重或缓解因素，是否有过局部外伤史或感染史，有助于寻找病因。

（4）近期是否完善过检查和治疗，效果如何，此可为疾病诊断提供有价值的线索。

（三）问诊结果及思维提示

患者为中年男性，17年前于当地医院体检发现甲状腺功能异常（数值不详），诊断为"甲状腺功能亢进症"，给予"碘-131放射治疗"，治疗后出现甲状腺功能减退症，给予"左甲状腺素钠片"（剂量不详）对症治疗。5年前复查甲状腺功能提示"甲状腺功能亢进症"，给予"甲巯咪唑"每日10mg治疗。4年前出现双下肢胫前多发结节，无明显不适，不影响行走。近1个月偶有乏力，偶有心慌，易怒。4日前于笔者所在医院门诊复查，FT_3、FT_4正常，TSH 0.279mU/L（↓）（0.35～4.94mU/L），TRAb 13.5U/L（↑）（0～1.5U/L），改为"甲巯咪唑"每日15mg。患者否认高血压病史。否认手术史，否认外伤史，否认食物、药物过敏史。有吸烟史20年（每日20支），社交性饮酒。否认甲状腺相关疾病家族史。

思维提示

通过问诊明确患者既往甲状腺功能亢进症病史，经过碘-131放射治疗后出现甲状腺功能减退，口服"左甲状腺素钠片"治疗，5年前甲状腺功能亢进症复发，改为"甲巯咪唑"每日一片治疗。近1个月出现乏力、心慌、易怒。4日前于我院门诊复查FT_3、FT_4正常，TSH 0.279mU/L（↓）（0.35～4.94mU/L），TRAb 13.5U/L（↑）（0～1.5U/L）。由此可见，患者的病情控制欠佳。4年前开始出现双下肢胫前多发结节，无特殊感觉，未受过外伤，无其他特殊疾病，因此黏液性水肿可能性大。应进一步通过详细的查体和检查协助诊断。

三、体格检查

（一）重点检查内容及目的

一方面检查患者有无甲状腺功能亢进症相关体征，检查甲状腺有无肿大、结节、压痛、震颤、血管杂音；检查患者有无突眼；心率、脉搏是否加快；有无手颤。另一方面针对患者胫骨前多发结节进行检查，包括结节分布位置、大小、形状、颜色、质地、温度、边界、有无压痛，其他部位有无相似结节出现。

（二）体格检查结果及思维提示

T 36.2℃，P 92次/分，R 15次/分，BP 137/80mmHg，身高178cm，体重85kg，BMI 26.83kg/m²。一般状态稍差，神清语利，无眼球突出，双侧眼球活动无受限，浅表淋巴结未触及肿大。颈部对称，气管居中，双侧甲状腺未触及肿大。双肺呼吸音清，未闻及干、湿啰音，心率92次/分，心律齐，无病理性杂音。腹软，肝脾未触及，亦未触及腹部异常肿块。腹部叩诊多为鼓音，未见胃肠型及蠕动波，双下肢胫前多发结节，鹅卵石至鸡蛋大小，部分融合，表面橘皮样外观，质地较硬，边界清。

> **思维提示**
>
> 体格检查发现患者心率、脉搏正常，无甲状腺肿大、无甲状腺功能亢进症相关阳性体征、无突眼，结节局限于双下肢胫骨前，结节生长较大且部分融合，质地较硬，考虑长病程的黏液性水肿。

四、实验室检查和影像学检查

（一）初步检查内容及目的

（1）完善血常规、生化：评估病情。

（2）ACTH、皮质醇、性腺系列、生长激素、胰岛素样生长因子-1：鉴别诊断。

（3）甲状腺功能、TRAb、甲状腺彩超：评估病情。

（4）双下肢血管彩超、胫骨X线：协助诊断。

（5）病理学检查：明确结节性质协助诊断。

（二）检查结果及思维提示

（1）血常规：白细胞 11.47×10^9/L（↑）[（4～10）$\times 10^9$/L]，中性粒细胞绝对值 7.13×10^9/L（↑）[（2～7）$\times 10^9$/L]，其余结果无异常。

（2）生化：TG 2.55mmol/L（↑）（0.48～2.25mmol/L），HDL 0.89mmol/L（↓）（1.03～1.55mmol/L），其余结果均正常。

（3）甲状腺功能：TPOAb 694.19U/ml（↑）（0～5.61U/ml），TGAb 4.7U/ml（↑）（0～4.11U/ml），TSH 0.279mU/L（↓）（0.35～4.94mU/L），FT_3、FT_4结果正常，

TRAb 13.5U/L（↑）（0～1.5U/L）。

（4）ACTH、皮质醇、性腺系列、生长激素、胰岛素样生长因子-1水平：未见异常。

（5）甲状腺彩超：甲状腺弥漫性病变，双侧叶多发实性结节，TI-RADS 3类，甲状腺引流区未见明显异常肿大淋巴结。

（6）双下肢血管彩超：双下肢动脉内膜增厚伴斑块（多发）形成。双下肢股总静脉瓣功能不全。

（7）胫骨X线：未见异常。

（8）病理结果：水肿、真皮明显增厚、符合黏液性水肿病理特征。

思维提示

> 根据患者甲状腺功能结果，发现甲状腺功能未得到良好控制，需要继续抗甲状腺药物治疗。胫前黏液性水肿常合并Graves眼病及骨质增厚，临床上称此三联征为EMO综合征，患者胫骨X线结果未见异常可排除此诊断。完善病理检查，提示水肿、真皮明显增厚，符合黏液性水肿病理特征。

五、治疗方案及理由

1.一般治疗　吸烟与Graves病自身免疫表现的严重程度相关。肥胖是下肢依赖性水肿的一个促成因素，这可能会加重胫前黏液水肿的严重程度。因此应戒烟、减重以去除危险因素。

2.甲状腺功能亢进症治疗　口服甲巯咪唑，15mg每日1次。

3.局部治疗　糖皮质激素治疗基于其抗炎/免疫抑制作用，此外能够近乎完全地抑制皮肤成纤维细胞中的透明质酸合成酶mRNA，下调PM的主要成分——糖胺聚糖。糖皮质激素局部注射效率高于糖皮质激素局部涂抹，尤其对于皮肤增厚或结节性病变，局部注射糖皮质激素疗效明显。因此，用1ml注射器在每个点注射稀释的曲安奈德0.5ml（曲安奈德1ml＋2%利多卡因9ml），间隔1～2cm皮下注射，每月1次（左下肢）；卤米松软膏外用（右下肢）。

六、治疗效果

经糖皮质激素局部注射治疗后患者胫骨前结节回缩、水肿面积减小、皮肤增厚合并局部色素沉着。卤米松软膏外用效果不及局部注射。甲巯咪唑每日15mg治疗甲状腺功能亢进症，心慌、易怒症状缓解。出院后定期复查甲状腺功能，调整药物剂量。

七、对本病例的思考

患者因甲状腺功能异常、胫骨前出现异常肿物来笔者所在医院寻求诊治。患者甲状腺功能异常病史较长，且病情控制不佳，无其他特殊免疫病、无感染史、无外伤史，初步考虑为胫前黏液性水肿，结合查体、检验、病理检查可做出最终诊断。胫前黏液性水肿也称为Graves皮肤病变，多发生于Graves病患者（0.5%～4%），也可发生在桥本甲状腺炎、原发性甲状腺功能减退症或甲状腺术后患者（甲状腺疾病中的发病率为1.6%），但亦有少数患者甲状腺功能正常。多发生在胫骨前下部位，也见于足背、踝关节、肩部、手背或手术瘢痕处，偶见于面部，皮损大多为对称性。早期皮肤增厚、变粗，有广泛大小不等的棕红色、红褐色或暗紫色突起不平的斑块或结节，边界清楚，直径30mm，连片时更大，皮损周围的表皮稍发亮，薄而紧张，病变表面及周围可有毳毛增生、变粗，毛囊角化，后期皮肤粗厚，如橘皮或树皮样，病理可见肌肉组织肿胀，由免疫刺激成纤维细胞分泌的酸性黏多糖沉积所致。治疗包括去除危险因素如肥胖、吸烟，控制甲状腺功能亢进症，以及针对黏液性水肿的局部治疗包括糖皮质激素病灶注射或者涂抹。本病例患者结节局限于胫骨前，体积较大，质地较硬，多发融合、橘皮样外观，局部注射糖皮质激素效果较好。

（哈尔滨医科大学附属第一医院内分泌科　高昕媛）

参考文献

Anagnostis P，Artzouchaltzi A，Grekou A，2018. Pretibial myxedema in a euthyroid patient. Hormones（Athens，Greece），17（1）：133-135.

Deng A，Song D，2011. Multipoint subcutaneous injection of long-acting glucocorticid as a cure for pretibial myxedema. Thyroid，21（1）：83-85.

Fatourechi V，2005. Pretibial myxedema：pathophysiology and treatment options. Am J Clin Dermatol，6：295-309.

Gubbi S，Araque KA，Avadhanula S，et al，2021. Combined immunosuppressive therapy for severe Graves dermopathy. Ann Intern Med，174（10）：1478-1480.

Kotwal A，Turcu AF，Sonawane V，et al，2019. Clinical experience with rituximab and intravenous immunoglobulin for pretibial myxedema：a case series. Thyroid，29（5）：692-699.

Lohiya S，Lohiya V，Stahl EJ，2013. Pretibial myxedema without ophthalmopathy：an initial presentation of Graves' disease. Am J Med Sci，346（1）：73-75.

Patil MM，Kamalanathan S，Sahoo J，et al，2015. Pretibial myxedema. QJM，108（12）：985.

Taylor PN，Albrecht D，Scholz A，et al，2018. Global epidemiology of hyperthyroidism and hypothyroidism. Nature Reviews，14（5）：301-316.

Yu H，Jiang X，Pan M，et al，2014. Elephantiasic pretibial myxedema in a patient with graves disease that resolved after 131I treatment. Clin Nucl Med，39（8）：758-759.

Zhang F，Lin XY，Chen J，2018. Intralesional and topical glucocorticoids for pretibial myxedema：a case report and review of literature. World J Clin Cases，6（14）：854-861.

病例27
间断性心慌、手抖1年半，加重4个月

患者，女性，61岁，于2022年7月1日入院。

一、主诉

间断性心慌、手抖1年半，加重4个月。

二、病史询问

（一）诊断思路及问诊目的

患者间断性心慌、手抖，考虑可能为心血管系统疾病、甲状腺疾病或低血糖发作，其中低血糖发作进食后相关症状缓解，易于鉴别。成人低血糖常见原因包括：①药物、酒精；②严重疾病、败血症、营养不良；③激素缺乏；④非胰岛细胞性肿瘤；⑤内源性高胰岛素血症。问诊主要围绕患者既往有无其他疾病史，心慌及手抖症状发生时有无诱因、伴随症状、发生频率以及如何缓解，病情进展过程中是否进行过相关的检查及治疗，兼顾鉴别疾病的临床表现，以提供诊断线索。

（二）问诊主要内容及目的

（1）患者主要不适症状发生时有无诱因、伴随症状、如何缓解：为问诊的主要线索，对于下一步检查、诊断及治疗具有直接意义。

（2）患者就诊过程及相关检查：患者院外已经做过的相关检查可为诊断提供思路。

（3）详细询问既往疾病史、个人史、家族史：患者既往疾病史可为诊断提供思路，如有无肝病史、肾病史、内分泌疾病史。家族史重点关注有无心脑血管疾病家族史、内分泌疾病家族史，尤其是糖尿病和低血糖家族史。

（三）问诊结果及思维提示

患者1年半之前无明显诱因出现晨起后心慌、手抖，发作时曾伴有意识障碍，家属测指尖血糖2.6～3.7mmol/L，进食后5分钟症状缓解。1年前发作逐渐频繁（每4～5天发作1次），曾行胰腺MRI检查，未见明显异常。近6个月发作更加频繁（每1～2天发作1次），为求进一步诊治来笔者所在医院，门诊以"低血糖症"收入，病程中体重增加13kg。既往高血压病史10年。子宫肌瘤切除术后14年。否认糖尿病家族史。有头孢类药物过敏史。

思维提示

通过问诊可明确，患者不适症状的原因为低血糖发作。发作时无明显诱因，多在清晨发作；发作频率逐年频繁加重；发作时的症状有心悸、手抖等自主神经症状，同时有意识障碍或肢体麻木等中枢神经症状，发作时血糖2.6～3.7mmol/L；进食或饮用糖水后症状迅速缓解。以上符合典型的Whipple三联征：①自发性周期性发作低血糖症状；②发作时血糖<2.8mmol/L；③进食糖类后症状缓解。下一步需要明确患者发生低血糖的原因。

三、体格检查

（一）重点检查内容及目的

患者长期低血糖，为防止低血糖发作，经常过量进食，短时间内体重迅速增加。观察患者的营养状态及体态，重点关注是否有因代谢紊乱导致的其他系统器官异常。

（二）体格检查结果及思维提示

T 36.2℃，P 102次/分，R 17次/分，BP 142/94mmHg，身高158cm，体重73kg，BMI 29.24kg/m²。一般状态尚可，神志清，语言流利，淋巴结、眼、头颈部、胸部、腹部、脊柱、骨骼、神经系统均正常。下腹部可见手术瘢痕约6cm，余查体未见阳性体征。

> **思维提示**
>
> 患者因长期过量进食，短时间内BMI从24.03kg/m^{2}上升至29.24kg/m^2，目前处于肥胖，但目前胸腹部查体未见异常。

四、实验室和影像学检查

（一）初步检查内容及目的

（1）血、尿、便常规：评价病情。

（2）生化系列：评价病情。

（3）糖化血红蛋白：评价病情。

（4）糖尿病抗体：糖尿病分型。

（5）空腹C肽及胰岛素：评价病情。

（6）内分泌激素：鉴别诊断。

（7）肿瘤标志物：鉴别诊断。

（8）颈动脉、下肢动脉、肝胆脾胰、泌尿系超声：筛查并发症。

（9）胰腺CT：评价病情。

（二）检查结果及思维提示

（1）血、尿、便常规：血白细胞10.73×10^9/L，尿蛋白（＋）。

（2）生化系列：肌酐（Cr）118μmol/L，肾小球滤过率（eGFR）42.8，谷丙转氨酶58.6U/L、γ-谷氨酸转肽酶70.9U/L，血尿酸381.3μmol/L，胆固醇（HOL）6.36mmol/L，三酰甘油（TG）3.13mmol/L。

（3）糖化血红蛋白：6.2%。

（4）糖尿病抗体：IAA、GADA、ICA均阴性。

（5）空腹C肽及胰岛素：C肽20ng/ml，胰岛素200μU/ml。

（6）内分泌激素：甲状腺系列、性腺系列、促肾上腺皮质激素（ACTH）、肾上腺素（FF）、生长激素、胰岛素样生长因子-1（IGF-1）、甲状旁腺激素（PTH）均正常。

（7）肿瘤标志物：神经元特异性烯醇化酶（NSE）、鳞状细胞癌抗原（SCC）轻度升高。

（8）颈动脉、下肢动脉、肝胆脾胰、泌尿系超声：双侧颈动脉斑块；双下肢动脉斑块（单发）；脂肪肝，肝内钙化斑，胆囊壁欠光滑，胆囊结石；双肾泥沙样结石。

（9）胰腺CT：胰腺萎缩，胆总管轻度扩张，腹主动脉周围及肝门区多发淋巴结。

思维提示

患者有轻度感染，白细胞轻度升高，肝功能和肾功能有一定程度的损伤，血脂升高，但是我们查到各腺体分泌的一些激素水平都是正常的，患者的肿瘤标志物中NSE和SCC轻度升高。由于患者经常有夜间和频繁进食，空腹血糖和糖化血红蛋白均高于正常，空腹C肽和胰岛素明显升高，糖尿病相关抗体阴性。患者各脏器的辅助检查显示，大多呈现出一些老年性以及与肥胖相关的改变，没有特殊性的异常，但是胰腺256层螺旋CT显示存在胰腺萎缩，而且胆总管轻度扩张，腹主动脉周围及肝门区多发淋巴结。导致胰腺萎缩的原因主要有三类：胰腺新陈代谢功能退化形成老年性胰腺萎缩；或者慢性胰腺炎导致胰腺腺泡和胰岛组织萎缩；或者分泌物、结石或肿瘤阻塞压迫胰导管系统从而引起胰腺萎缩。那么这位患者的低血糖原因是否和胰腺萎缩相关呢？

患者在低血糖发作时的血糖、C肽和胰岛素水平是完全符合内源性高胰岛素血症的诊断标准的，内源性高胰岛素血症的常见原因有以下几个：①胰岛细胞瘤，低血糖主要发生于空腹。②胰源性非胰岛素瘤低血糖综合征（NIPHS）和Roux-en-Y胃旁路术，低血糖多数发生于餐后。③胰岛素自身免疫综合征，患者血液中存在高滴度IAA。④B型胰岛素抵抗（TBIR）：由胰岛素受体抗体引起，存在胰岛素、C肽分离现象。此患者胰岛素瘤可能性大，下一步需要完成定位诊断，找到肿瘤定位。

（三）进一步检查安排及结果

1.检查安排　患者胰腺CT显示胰腺萎缩，但患者因为有头孢过敏史，拒绝完善胰腺增强CT检查，以及无法承担造影剂可能过敏的相应风险。患者既往曾经进行胰腺MRI检查，也没有发现明显的异常。超声内镜将胃镜和超声探头相结合，灵敏度和特异度都很高，相比于传统影像学检查，阳性检出率更高，而且不会形成创伤，尤其对胰头部的肿瘤更加灵敏。

2.检查结果　胰头部存在一个低回声肿块，位于胆总管与门静脉之间，直径大概1.4cm。

五、治疗方案及理由

（一）治疗方案

外科手术切除胰岛素瘤。使用第四代达芬奇机器人，行胰十二指肠切除术（胃远端、胰头、十二指肠、空肠上段及胆囊末端胆道）、腹腔淋巴结清扫术、腹腔粘连松解术、肠粘连松解术（图27-1，图27-2）。病理诊断为胰腺神经内分泌肿瘤。

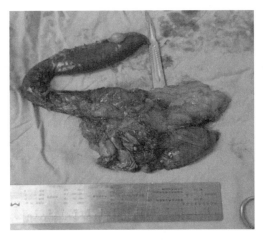

图27-1　术中肿物形态

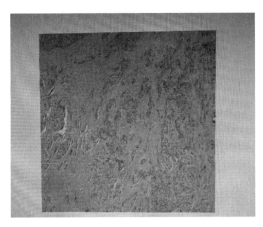

图27-2　术后病理切片

（二）理由

内科治疗中，对于胰岛素瘤患者，可通过少食多餐、静脉滴注葡萄糖等方式维持血糖水平，也可通过使用二氮嗪控制胰岛素的分泌，但是二氮嗪抑制胰岛素分泌的同时也会引起水钠潴留，需要辅助利尿剂治疗，而且这类药物目前在国内很难买到。生长抑素类似物如奥曲肽，可缓解部分胰岛素瘤患者的低血糖症状，但是生长抑素类似物对分泌升糖激素的抑制作用可能强于胰岛素，从而加重患者的低血糖症状，所以在使用过程中应该谨慎和严密观察。目前也有小样本研究提示，mTOR抑制剂如依维莫司，对转移性胰岛素瘤的低血糖具有一定的疗效。但手术切除是彻底治愈胰岛素瘤的唯一方式。

六、治疗效果

患者术后血糖正常，体重下降。

七、对本病例的思考

胰岛素瘤属于胰腺朗格汉斯细胞来源的一类胰腺神经内分泌肿瘤，其年发病率约1/250 000，是最为常见的功能性神经内分泌肿瘤，也是最常见的导致内源性高胰岛素血症性低血糖的原因。明确胰岛素瘤定位是诊断及治疗的难点，绝大多数胰岛素瘤单发、直径小，普通的影像学检查难以发现。近年来，随着影像学及新兴分子成像技术的不断发展与进步，胰岛素瘤的定位诊断准确率逐渐提高，经历了由复杂到简单，由有创到无创的转变。

超声内镜在胰岛素瘤定位诊断中的敏感性高于体表超声、CT、MRI及血管造影，其既可观察胰腺内的病灶，又可观察病灶与周围组织关系，尤其对胰头部肿瘤更加灵敏，胰岛素瘤在超声内镜下的典型表现为界线清楚、边界清晰的均质低回声。但超声内镜在诊断胰岛素瘤的过程中仍存在不足：①内镜操作依赖于操作者的经验，可出现假阳性及假阴性结果；②某些胰岛素瘤为等回声，内镜检查可为阴性；③对肿瘤定位的灵敏度取决于肿瘤在胰腺的位置，对胰头部肿瘤的灵敏度最高，对胰尾部肿瘤的灵敏度最低；④超声内镜不能发现胰腺外病变、淋巴结及肝转移，对胰腺外病变及转移灶的诊断不够；⑤操作过程需要全身麻醉，尚不作为胰岛素瘤的一线检查，当CT、MRI检查阴性时，可考虑行超声内镜检查。

多学科协作诊疗模式已在我国进入快速发展的阶段，成为胰岛素瘤诊治的重要组成部分。胰岛素瘤的定性诊断、定位诊断、手术治疗及其他综合治疗涉及内分泌科、放射科、核医学科、消化内科、胰腺外科及肿瘤科等科室共同协作，多学科协作诊疗模式可明显提高疑难胰岛素瘤患者的诊治效率，为患者带来更大获益。

（哈尔滨医科大学附属第一医院内分泌科　林文简　刘昊凌）

参考文献

胡瑞晴，王清，2019. 胰岛素瘤诊疗进展. 中国实验诊断学，23（2）：362-366.

吴文铭，陈洁，白春梅，等，2021. 中国胰腺神经内分泌肿瘤诊疗指南（2020）. 中华外科杂志，59（6）：401-421.

张太平，邱江东，冯梦宇，等，2018. 胰岛素瘤的诊治经验与思考. 中华外科杂志，56（11）：801-804.

中华医学会消化病学分会胃肠激素与神经内分泌肿瘤学组，2021. 胃肠胰神经内分泌肿瘤诊治专家共识（2020·广州）. 中华消化杂志，41（2）：76-87.

Cryer PE，Axelrod L，Grossman AB，et al，2009．Evaluation and management of adult hypoglycemic disorders：an endocrine society clinical practice guideline．J Clin Endocrinol Metab，94（3）：709-728．

Healy ML，Dawson SJ，Murray RML，et al，2007．Severe hypoglycaemia after long-acting octreotide in a patient with an unrecognized malignant insulinoma．Intern Med J，37（6）：406-409．

Pavel M，Öberg K，Falconi M，et al，2020．Gastroenteropancreatic neuroendocrine neoplasms：ESMO Clinical Practice Guidelines for diagnosis，treatment and follow-up．Ann Oncol，31（7）：844-860．

Wang T，Vu A，Mereu L，et al，2022．Malignant insulinoma in a patient with hypoglycemia．CMAJ，194（9）：E332-E335．

病例28
发现血糖升高13年，血糖控制欠佳3个月

患者，女性，32岁，于2021年6月2日入院。

一、主诉

发现血糖升高13年，血糖控制欠佳3个月。

二、病史询问

（一）诊断思路及问诊目的

患者中青年女性，糖尿病病史13年，近3个月血糖波动较大，注意询问患者发病时的主要症状及病情进展特点、伴随症状、相关治疗及效果如何等问题，要兼顾重要鉴别疾病的临床表现，以提供诊断线索。询问既往疾病史，以及有无糖尿病家族史，从而进一步明确糖尿病的分型诊断。

（二）问诊主要内容及目的

（1）发病时具体年龄，起病过程，药物治疗方案及治疗效果，从而明确患者糖尿病病程，协助糖尿病分型。

（2）依从性如何，能否按照糖尿病饮食及运动原则进行生活，从而明确患者治疗效果。

（3）发病过程中体型及BMI变化，有助于糖尿病分型。

（4）血糖升高是否伴有耳聋、母系遗传、癫痫、卒中样发作等，血糖波动特点，有无特殊药物使用史，是否有脂肪萎缩等，有助于糖尿病分型。

（5）血糖升高是否伴随其他临床表现如多汗、心慌、易饥、失眠、脾气暴躁、腹泻、月经失调等，有助于鉴别继发性糖尿病。

（三）问诊结果及思维提示

患者女性，糖尿病病史13年，发病时19岁，发现血糖升高后就使用胰岛素皮

下注射、口服降糖药物治疗。体型消瘦，病程中完善多次胰岛功能，胰岛功能进行性下降。现使用门冬胰岛素6U三餐前皮下注射，甘精胰岛素18U睡前皮下注射，恩格列净片5mg每日1片口服，西格列汀二甲双胍片每日1片口服。近3个月血糖波动较大（2～20mmol/L）。病程中有口渴、多饮、多尿，伴周身乏力、肌肉酸痛，不能提起重物，无视物模糊，无手足麻木。否认听力异常。

既往三次脑梗死病史，否认高血压病史，无吸烟饮酒史，否认糖尿病家族史。

患者既往13年的胰岛功能变化及药物治疗方案具体见表28-1。

表28-1　患者既往13年的胰岛功能变化及药物治疗方案

日期	血清C肽（ng/ml）					治疗药物
	0分钟	30分钟	60分钟	120分钟	180分钟	
2008年3月	3.55	8.22	8.69	12.56	12.58	二甲双胍
2008年12月	3.40	—	7.20	8.40	—	加用精蛋白生物合成人胰岛素注射液（预混30R）
2013年5月	3.30	4.30	4.50	5.10	—	加用二甲双胍＋精蛋白生物合成人胰岛素注射液
2013年10月	2.47	—	5.09	7.10	—	加用门冬胰岛素注射液＋甘精胰岛素注射液
2015年10月	1.70	2.50	3.10	3.33	—	加用二甲双胍，磷酸西格列汀片
2016年10月	1.60	1.90	2.90	3.70	—	未调整
2017年5月	1.40	2.55	2.13	3.11	3.32	未调整
2018年10月	1.10	1.20	1.30	1.90	2.70	加恩格列净片

思维提示

通过问诊可明确，患者发生糖尿病时间早，虽规律使用胰岛素治疗，但胰岛功能仍进行性下降，血糖控制困难。否认糖尿病家族史，否认听力下降，否认多汗、心慌、易饥、失眠、脾气暴躁，否认进行性体重下降，否认脂肪萎缩。患者糖尿病诊断明确，考虑为早发糖尿病。早发糖尿病可发生在所有类型的糖尿病中，可分为早发2型糖尿病、早发1型糖尿病、早发妊娠期糖尿病、成人隐匿性自身免疫糖尿病（LADA）、青少年的成人起病型糖尿病（MODY）、线粒体糖尿病等，本例患者首先可以排除早发妊娠期糖尿病。早发2型糖尿病的特点为BMI值高、血脂代谢紊乱、糖尿病家族史比例更高、三多一少的症状更少。本例患者无血脂异常、糖尿病家族史。早发1型糖尿病发病年龄低、胰岛功能差，本例患者19岁起病时胰岛功能尚可。成人隐匿性自身免疫糖尿病的临床特点是非肥胖体型、胰岛素抵抗不明显、无明显家族史、不合并血脂代谢紊乱、谷氨酸脱羧酶（GAD）（＋）；诊断时年龄超过35岁；诊断后6～12个月不需要胰岛素治疗。因此，本例患者需要完善糖尿病相关抗体、GADA等检查。MODY的临床特点为起病年龄早，有阳性家族史，确诊后不需要使用胰岛素控制血糖。本例患者无阳性家族史，且需要胰岛素控制血糖。线粒体糖尿病的临床特点为体形偏瘦、伴耳聋、母系遗传、胰岛功能差、胰岛素自身抗体阴性。本例患者无阳性家族史，无耳聋。因此，根据目前临床表现不能明确患者糖尿病分型。需要进一步完善检查。青年女性患者既往反复脑梗死病史，考虑为特殊类型的青年卒中，下一步需要明确青年卒中的病因。

青年卒中是指18～50岁首次发生的卒中，常见原因是大血管源性卒中、腔隙性卒中、心源性卒中及遗传源性卒中。

三、体格检查

（一）重点检查内容及目的

患者的生命体征，体型，有无异常脂肪分布，神经系统检查，有无血压升高、皮肤紫纹、前额及上颌隆起、下颌明显前突、鼻宽舌厚、四肢指节增粗等，可为明确诊断提供依据。

（二）体格检查结果及思维提示

一般状态欠佳，神清，身高150cm，体重44kg，BMI 19.56kg/m²，体温36.2℃，血压112/61mmHg，脉搏104次/分，呼吸16次/分。计算力下降，双耳听力正常，构音障碍，淋巴结、眼、头颈部、胸部、腹部未见异常。双下肢足背动脉搏动弱。双上肢肌力5级，双下肢肌力4级，左下肢病理征阳性。

思维提示

患者消瘦体型，不符合经典2型糖尿病患者体态特点。且患者多次脑梗死已存在后遗症，下一步需要明确病因，是否可以用一元论解释患者糖尿病及脑梗死。

四、实验室和影像学检查

（一）初步检查内容及目的

（1）血、尿、便常规：评价病情。

（2）生化系列：评价病情。

（3）糖化血红蛋白：评价病情。

（4）糖尿病抗体：糖尿病分型。

（5）胰岛素释放试验：评价病情。

（6）颈动脉、下肢动脉、肝胆脾胰、泌尿系超声、心脏彩超：筛查并发症。

（7）眼底照相：筛查并发症。

（8）神经传导速度：筛查并发症。

（9）血清乳酸：糖尿病分型。

（10）抗核抗体系列，风湿系列：明确青年卒中病因。

（11）头部MRI＋MRA：评价病情。

（12）纯音测听＋声导抗：明确糖尿病分型。

（二）检查结果及思维提示

（1）血、尿、便常规：正常。

（2）生化系列：三酰甘油1.30mmol/L、总胆固醇3.74mmol/L、葡萄糖6.41mmol/L。

（3）糖化血红蛋白：8.1%。

（4）糖尿病抗体：IAA、GADA、ICA均阴性。

（5）胰岛素释放试验：结果见表28-2。

表28-2　患者2021年的胰岛素释放试验

	0分钟	60分钟	120分钟	180分钟	参考值
血清C肽（ng/ml）	0.60	1.20	1.40	1.50	1.10～4.40

（6）颈动脉、下肢动脉、肝胆脾胰、泌尿系超声：双肾轻度弥漫性病变，余均正常。心脏彩超未见异常。

（7）眼底照相：未见明显异常。

（8）四肢神经传导速度：减慢。

（9）血清乳酸：33.53mg/dl（↑）。

（10）抗核抗体系列，风湿系列：未见异常。

（11）头部MRI：双颞皮质异常信号，建议MRI增强扫描。第三、第四及双侧脑室系统扩张，大脑沟裂增宽。头部磁共振增强：①双颞皮质病变未见异常强化，请结合临床；②双侧基底节区异常强化，考虑代谢性疾病可能，请结合临床。

（12）纯音测听＋声导抗：高频神经性听力下降。

思维提示

　　患者青年卒中的原因：根据目前检查结果，头部磁共振血管成像、颈动脉、下肢动脉未见异常，风湿免疫相关指标未见异常，可排除大血管源性卒中，包括早发动脉粥样硬化、非动脉粥样硬化血管病、炎性血管病变。可以排除小血管病及高凝状态所导致的青年卒中。患者心脏彩超及心电图未见异常，可以排除心源疾病导致的卒中。目前考虑患者为遗传性疾病导致的青年卒中。遗传性疾病导致的青年卒中比较常见的是线粒体脑疾病伴高乳酸血症和卒中样发作及皮质下梗死及脑白质病的常染色体显性遗传性脑动脉病。结合本例患者头部MRI的特点高度考虑为由线粒体病导致。而根据一元论理论，患者糖尿病的病因目前也考虑为线粒体糖尿病。虽然患者自述无听力下降，完善相关听力检查后，发现患者存在高频神经性听力下降，且患者乳酸水平升高。因此，目前的临床诊断高度考虑为线粒体糖尿病。为确定诊断需要进行乳酸运动试验及完善基因检测。

（三）进一步检查安排及检查结果

　　1.检查安排　为明确患者糖尿病分型，应进行乳酸运动试验及全外显子组测序分析。

　　2.检查结果　乳酸运动试验结果见表28-3。

表28-3　乳酸运动试验结果

	运动前（0分钟）	运动中（10分钟）	运动后（30分钟）	参考值
乳酸（mg/dl）	31.23	160.31	39.28	4.50～20.00

注：运动指10分钟不停歇、中等匀速攀登楼梯

　　基因检测结果显示线粒体tRNA3243A＞G，本例患者确定诊断为线粒体病（线粒体糖尿病、线粒体脑疾病伴高乳酸血症和卒中样发作）。

五、治疗方案

（1）针对线粒体功能障碍的药物。艾地苯醌片 300mg 每日 3 次口服；辅酶 Q10 900mg 每天 1 次口服，维生素 E 100U 每天 1 次口服；硫辛酸 0.6g 每日 1 次口服，维生素 B_1 500mg 每日 1 次口服，维生素 B_2 50mg 每日 1 次口服。

（2）停用自带药物，入院后使用胰岛素泵降糖（基础量，18U，三餐前各 4U 皮下注射），并加入格列美脲降糖。

六、治疗效果

患者治疗后乏力好转，血糖控制稳定。

七、对本病例的思考

线粒体病指由于线粒体 DNA 或核 DNA 缺陷引起的以线粒体呼吸链磷酸化功能障碍为特点的一组遗传性疾病，不包括其他因素导致的继发性线粒体功能障碍性疾病。线粒体脑疾病分为多种类型，本例患者可诊断为线粒体脑疾病伴高乳酸血症及卒中样发作。患者可表现为反复卒中样发作，存在多种类型的癫痫发作、智能发育迟滞或痴呆、头痛、多毛、呕吐、发热等，部分患者伴随四肢疲乏无力、听力下降和身材矮小。少数患者伴糖尿病、心肌病、肾病、视网膜、胃肠道表现。线粒体糖尿病临床表现异质性大，以下几种情况应警惕线粒体糖尿病的可能：①早发糖尿病；②母系遗传病史；③胰岛 β 细胞功能进行性下降；④伴神经性耳聋的糖尿病患者；⑤伴中枢神经系统、骨骼肌、心肌变病及视网膜色素变性；视神经萎缩的糖尿病患者；⑥确定诊断依赖于基因检测。

（哈尔滨医科大学附属第一医院内分泌科　郝　明　李新宇）

参考文献

尚丽景，彭慧芳，赵倩，等，2021. m.3243A＞G 突变相关线粒体糖尿病的诊断与治疗. 中华糖尿病杂志，13（5）：509-512.

中国医师协会检验医师分会线粒体疾病检验医学专家委员会，2021. 线粒体糖尿病临床检验诊断专家共识. 中华糖尿病杂志，13（9）：846-851.

Esterhuizen K，Lindeque JZ，Mason S，et al，2021. One mutation, three phenotypes：novel metabolic insights on MELAS, MIDD and myopathy caused by the m. 3243A＞G mutation. Metabolomics，17（1）：10.

Murphy R，Turnbull D M，Walker M，et al，2008. Clinical features, diagnosis and management of maternally inherited diabetes and deafness（MIDD）associated with the 3243A＞G mitochondrial point mutation. Diabetic Medicine，25（4）：383-399.

Naing A，Kenchaiah M，Krishnan B，et al，2014. Maternally inherited diabetes and deafness（MIDD）：diagnosis and management. J Diabetes Complications，28（4）：542-546.

Niu JW，Gao S，Cui L Y，et al，2014. Intracranial atherosclerosis in Chinese young adult stroke patients. J Stroke Cerebrovasc Dis，23（6）：1519-1523.

Yang M，Xu L，Xu C，et al，2021. The mutations and clinical variability in maternally inherited diabetes and deafness：an analysis of 161 patients. Front Endocrinol（Lausanne），12：728043.

缩 写 词

GO	Graves ophthalmopathy	Graves 眼病
5-HT	5-hydroxytryptamine	5-羟色胺
ACEI	angiotensin converting enzyme inhibitor	血管紧张素转化酶抑制剂
ACTH	adrenocorticotropic hormone	促肾上腺皮质激素
AFP	alpha fetoprotein	甲胎蛋白
AKP	alkaline phosphatase	碱性磷酸酶
ALB	albumin	白蛋白
ALD	aldosterone	醛固酮
ALP	alkaline phosphatase	碱性磷酸酶
ALT	alanine transaminase	丙氨酸转氨酶
ARB	angiotensin II receptor blocker	血管紧张素 II 受体拮抗剂
ARR	aldosterone to renin ratio	血浆醛固酮/肾素浓度比值
AST	aspartate aminotransferase	天冬氨酸转氨酶
ATP	adenosine triphosphate	腺苷三磷酸
BMI	body mass index	体重指数
CA19-9	carbohydrate antigen-19-9	糖链抗原19-9
CAH	congenital adrenal cortical hyperplasia	先天性肾上腺皮质增生
CAS	clinical assessment score	临床活动程度
CEA	carcino embryonic antigen	癌胚抗原
CRP	C-reactive protein	C 反应蛋白
DBIL	direct bilirubin	直接胆红素
DPP-4	dipeptidyl peptidase-4	二肽基肽酶
ECT	emission computed tomography	发射计算机断层显像
FSH	follicle-stimulating hormone	卵泡刺激素
FT_3	free triiodothyronine	游离三碘甲状腺原氨酸
FT_4	free thyroxine	游离甲状腺素
GADA	glutamic acid decarboxylase antibody	谷氨酸脱羧酶抗体

GH	growth hormone	生长激素
GLP-1 RA	glucagon-like peptide-1 receptor agonist	胰高血糖素样肽-1受体激动剂
GO-QoL	Graves ophthalmopathy-quality of life	甲状腺相关眼病生活质量
HA	hyperandrogenism	高雄激素血症
HLA-B27	human leukocyte antigen B27	人类白细胞抗原B-27
HLA-DR4	human leukocyte antigen-DR4	人类白细胞抗原-DR4
hsCRP	high sensitivity C-reactive protein	超敏C反应蛋白
IAA	insulin autoantibody	抗胰岛素抗体
IBIL	indirect bilirubin	间接胆红素
ICA	islet cell autoantibody	抗胰岛细胞抗体
LADA	latent autoimmune diabetes in adults	成人隐匿性自身免疫糖尿病
LH	luteinizing hormone	黄体生成素
MODY	maturity-onset diabetes of the young	青少年的成人起病型糖尿病
MRI	magnetic resonance imaging	磁共振成像
MRA	magnetic resonance angiography	磁共振血管成像
N-MID	N-terminal middle segment osteocalcin	N端中段骨钙素
PCOS	polycystic ovary syndrome	多囊卵巢综合征
PET-CT	positron emission tomography-computed tomography	正电子发射计算机断层扫描
PHP	pseudohypoparathyroidism	假性甲状旁腺功能减退症
PLO	pregnancy and lactation-related osteoporosis	妊娠哺乳相关骨质疏松症
PRL	prolactin	催乳素
PTH	parathyroid hormone	甲状旁腺激素
RAAS	renin-angiotensin-aldosterone system	肾素-血管紧张素-醛固酮系统
SF	serum ferritin	血清铁蛋白
TBIL	total bilirubin	总胆红素
TGAb	thyroglobulin antibody	甲状腺球蛋白抗体
TPOAb	thyroid peroxidase antibody	甲状腺过氧化物酶抗体
TRAb	thyroid-stimulating hormone receptor antibody	TSH受体抗体
TSH	thyroid-stimulating hormone	促甲状腺激素
UA	uric acid	尿酸
γ-GGT	glutamyltransferase	γ-谷氨酰转移酶

彩　图

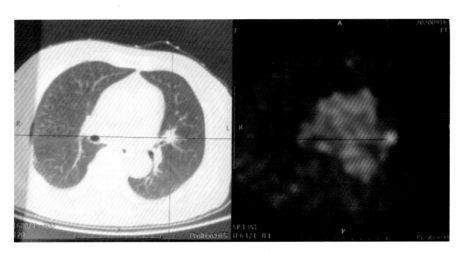

图2-3　PET-CT结果

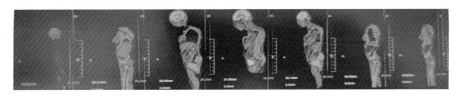

图3-2　PET-CT＋奥曲肽显像

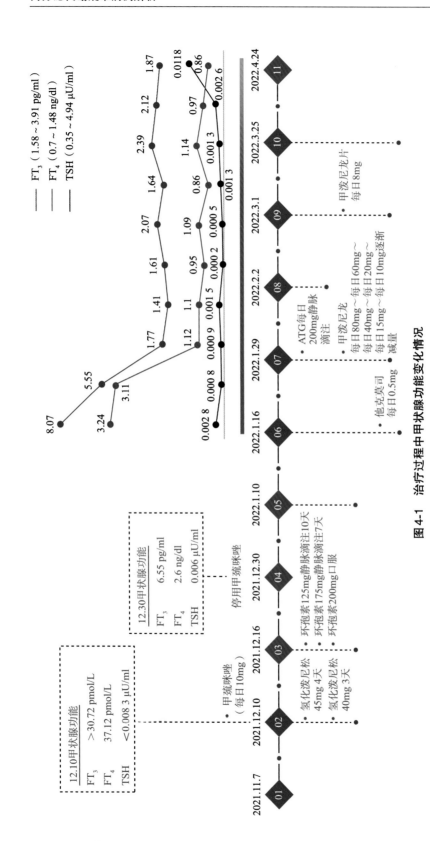

图4-1 治疗过程中甲状腺功能变化情况

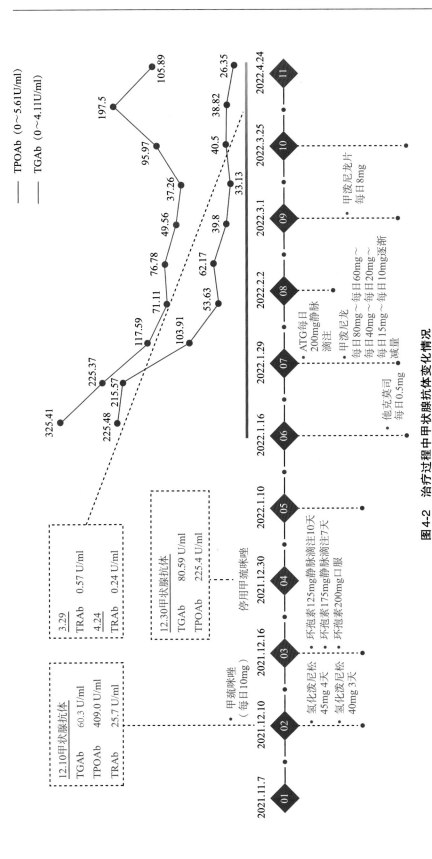

图 4-2　治疗过程中甲状腺抗体变化情况

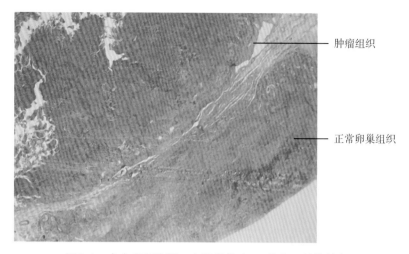

肿瘤组织

正常卵巢组织

图9-1　术中病理诊断：右侧卵巢（HE染色，低倍镜）

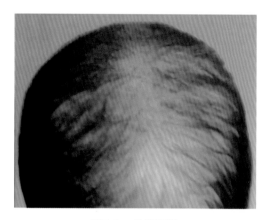

图9-2　住院期间

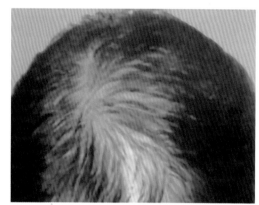

图9-3　出院半年后

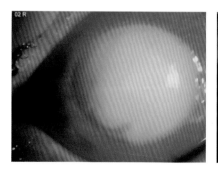

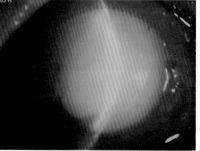

图10-1　右眼前节照相

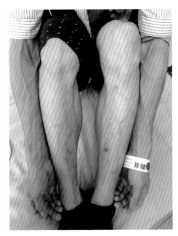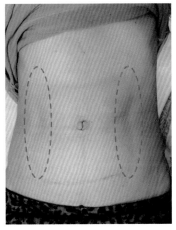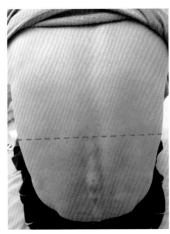

图 14-1　患者腿部、腹部及背部脂肪分布

基因	染色体位置	变异信息	合子类型	疾病名称	遗传模式
MAFA	chr8:144511992	NM_201589.4:c.585C>A（p.His195Gln）	杂合	胰岛素瘤病和糖尿病［MIM:147630］	AD

峰图结果					
基因	*MAFA*	染色体位置	chr8:144511992	变异信息	c.585C>A（p.His195Gln）
NP24F01410 先证者 正向测序 杂合		CACCACGCGCCCACCACCACACGCCGCCCACCACCACCA 60　　　　470　　　　480　　　　490　　　　500			

图 16-1　基因检测结果

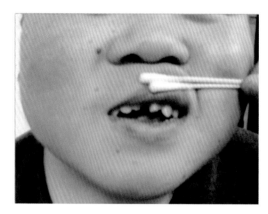

图19-1 牙齿发育——齿列稀疏

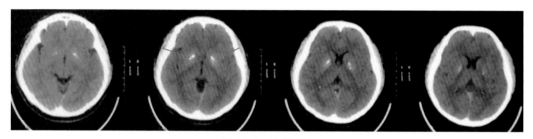

图19-4 头部CT

头部CT示双侧苍白球对称性钙化

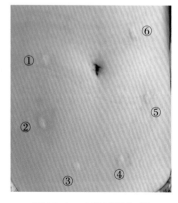

图22-1 皮肤试验初期

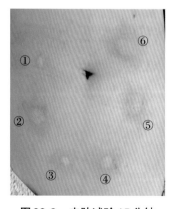

图22-2 皮肤试验15分钟

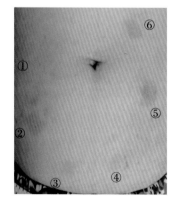

图22-3 皮肤试验24小时

①速效胰岛素R；②谷赖胰岛素；③门冬胰岛素；④甘精胰岛素；⑤赖脯胰岛素；⑥地特胰岛素

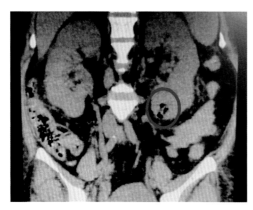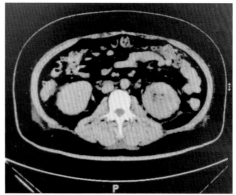

图 24-1　肾脏输尿管 CT

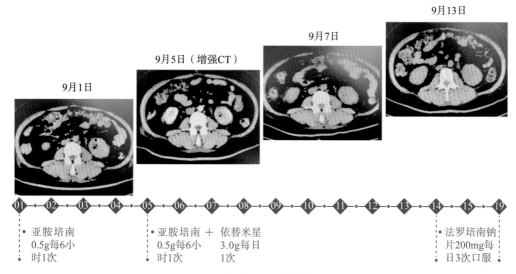

图 24-2　治疗过程中肾脏 CT 改变

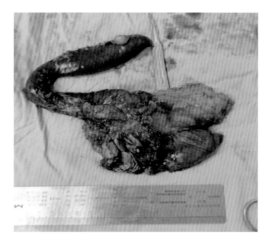

图27-1　术中肿物形态

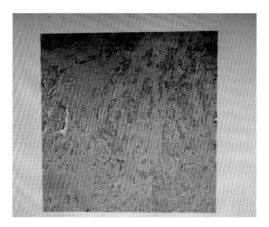

图27-2　术后病理切片